全国高等医药院校医学检验技术专业第五轮规划教材

临床血液学检验实验指导

第 3 版

（供医学检验技术专业用）

主　编　戴　菁　葛晓军

副主编　周　强　陈海生　孙玉洁

编　者　（以姓氏笔画为序）

马　强（川北医学院）

王　政（武汉塞力斯生物技术有限公司）

刘　宇（四川大学华西临床医学院）

刘　旻（石河子大学医学院）

汤自洁（南通大学公共卫生学院）

祁　欢（深圳迈瑞生物医疗电子股份有限公司）

孙玉洁（湖北中医药大学）

杨倩倩（华中科技大学同济医学院）

陆　桥（湖北医药学院）

陈莎丽（长治医学院）

陈海生（佛山大学医学部）

周　强（广州医科大学）

周剑锋（北京金域医学检验实验室有限公司）

葛晓军（遵义医科大学）

蒋　丹（广东医科大学）

谢永华（上海太阳生物技术有限公司）

戴　菁（上海交通大学医学院）

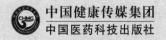

中国健康传媒集团

中国医药科技出版社

内 容 提 要

本教材是"全国高等医药院校医学检验技术专业第五轮规划教材"之一，系根据全国高等医学院校医学检验技术专业最新教学大纲要求，由教学和临床经验丰富的一线教师编写而成，本教材以实验技术为主线，分五章，共五十七个实验及四个综合性实验，系统地介绍了正常血细胞形态观察、血细胞化学染色检验、红细胞疾病检验、白细胞疾病检验、血栓与止血疾病检验等内容，加入综合性实验的内容，结合实际临床工作中遇到的问题，并制作场景式教学视频。本教材为书网融合教材，即纸质教材有机融合数字教材，教学配套资源（PPT、微课、视频、图片等）、题库系统、数字化教学服务（在线教学、在线作业、在线考试）。

本教材适合医学检验技术专业院校师生教学使用。

图书在版编目（CIP）数据

临床血液学检验实验指导 / 戴菁，葛晓军主编.
3 版. -- 北京：中国医药科技出版社，2025. 1.
（全国高等医药院校医学检验技术专业第五轮规划教材）.
ISBN 978-7-5214-4847-4

Ⅰ. R446. 11-33

中国国家版本馆 CIP 数据核字第 2024YB2822 号

美术编辑　陈君杞
版式设计　友全图文

出版　**中国健康传媒集团** | 中国医药科技出版社
地址　北京市海淀区文慧园北路甲 22 号
邮编　100082
电话　发行：010 - 62227427　邮购：010 - 62236938
网址　www. cmstp. com
规格　889mm × 1194mm $^1/_{16}$
印张　10 $^1/_2$
字数　309 千字
初版　2010 年 2 月第 1 版
版次　2025 年 1 月第 3 版
印次　2025 年 1 月第 1 次印刷
印刷　天津市银博印刷集团有限公司
经销　全国各地新华书店
书号　ISBN 978 - 7 - 5214 - 4847 - 4
定价　**39.00 元**

获取新书信息、投稿、为图书纠错，请扫码联系我们。

出版说明

全国高等医药院校医学检验技术专业本科规划教材自2004年出版至今已有20多年的历史。国内众多知名的有丰富临床和教学经验、有高度责任感和敬业精神的专家、学者参与了本套教材的创建和历轮教材的修订工作，使教材不断丰富、完善与创新，形成了课程门类齐全、学科系统优化、内容衔接合理、结构体系科学的格局。因课程引领性强、教学适用性好、应用范围广泛、读者认可度高，本套教材深受各高校师生、同行及业界专家的高度好评。

为深入贯彻落实党的二十大精神和全国教育大会精神，中国医药科技出版社通过走访院校，在对前几轮教材特别是第四轮教材进行广泛调研和充分论证基础上，组织全国20多所高等医药院校及部分医疗单位领导和专家成立了全国高等医药院校医学检验技术专业第五轮规划教材编审委员会，共同规划，正式启动了第五轮教材修订。

第五轮教材共18个品种，主要供全国高等医药院校医学检验技术专业用。本轮规划教材具有以下特点。

1.立德树人，融入课程思政　深度挖掘提炼医学检验技术专业知识体系中所蕴含的思想价值和精神内涵，把立德树人贯穿、落实到教材建设全过程的各方面、各环节。

2.适应发展，培养应用人才　教材内容构建以医疗卫生事业需求为导向，以岗位胜任力为核心，注重吸收行业发展的新知识、新技术、新方法，以培养基础医学、临床医学、医学检验交叉融合的高素质、强能力、精专业、重实践的应用型医学检验人才。

3.遵循规律，坚持"三基""五性"　进一步优化、精炼和充实教材内容，坚持"三基""五性"，教材内容成熟、术语规范、文字精炼、逻辑清晰、图文并茂、易教易学、适用性强，可满足多数院校的教学需要。

4.创新模式，便于学生学习　在不影响教材主体内容的基础上设置"学习目标""知识拓展""重点小结""思考题"模块，培养学生理论联系实践的实际操作能力、创新思维能力和综合分析能力，同时增强教材的可读性及学生学习的主动性，提升学习效率。

5.丰富资源，优化增值服务　建设与教材配套的中国医药科技出版社在线学习平台"医药大学堂"教学资源（数字教材、教学课件、图片、微课/视频及练习题等），邀请多家医学检验相关机构丰富优化教学视频，使教学资源更加多样化、立体化，满足信息化教学需求，丰富学生学习体验。

本轮教材的修订工作得到了全国高等医药院校、部分医院科研机构以及部分医药企业的领导、专家与教师们的积极参与和支持，谨此表示衷心的感谢！希望本教材对创新型、应用型、技能型医学人才培养和教育教学改革产生积极的推动作用。同时，精品教材的建设工作漫长而艰巨，希望广大读者在使用过程中，及时提出宝贵意见，以便不断修订完善。

中国医药科技出版社

2025年1月

全国高等医药院校医学检验技术专业第五轮规划教材

编审委员会

数字化教材编委会

前言 *PREFACE*

　　本教材为"全国高等医药院校医学检验技术专业第五轮规划教材"之一，是为适应当前教学改革的需求，定位于四年制医学检验技术专业教学，对上版教材进行了全面修订。本教材作为本套规划教材《临床血液学检验》第4版的配套实验教材，其编写内容和理论教材相呼应，旨在使学生通过实验更好地巩固所学的理论知识，掌握血液学检验的基本操作技能，提高综合分析能力。

　　本教材分为正常血细胞形态观察、血细胞化学染色检验、红细胞疾病检验、白细胞疾病检验、血栓与止血疾病检验五个部分，涵盖了五十七个实验，实验的选择力求紧密结合临床、实用、常用，同时加入了综合性实验和仪器设备的介绍等内容，便于学生学习和理解。为了使本教材更贴合临床实际工作情况，特别增加了"ISO 15189凝血实验室审查"相关视频内容。

　　本教材既可供医学检验技术专业师生使用，也可供广大临床医师和检验人员在实际工作中作为参考。

　　在本教材的编写中，我们得到了各参编单位的大力支持，在此谨表衷心的感谢。编者能力有限，书中难免有疏误纰漏，敬请读者批评指正，使教材不断完善。

编　者
2024 年 10 月

CONTENTS 目录

第一章　正常血细胞形态观察 ……………………………………………………… 1

实验一　红细胞系统形态观察 ……………………………………………… 1

实验二　粒细胞系统形态观察 ……………………………………………… 2

实验三　淋巴细胞－浆细胞系统形态观察 ……………………………… 5

实验四　单核－吞噬细胞系统形态观察 ………………………………… 8

实验五　巨核细胞系统形态观察 ……………………………………… 10

实验六　骨髓中非造血细胞形态观察 ………………………………… 11

实验七　骨髓涂片检查和报告 ………………………………………… 13

第二章　血细胞化学染色检验 …………………………………………………… 18

实验八　髓过氧化物酶染色 …………………………………………… 18

实验九　过碘酸－希夫染色 …………………………………………… 21

实验十　中性粒细胞碱性磷酸酶染色 ………………………………… 24

实验十一　氯乙酸 AS－D 萘酚酯酶染色 …………………………… 26

实验十二　α-醋酸萘酚酯酶染色 ……………………………………… 29

实验十三　酯酶双染色 ………………………………………………… 31

实验十四　铁染色 ……………………………………………………… 33

第三章　红细胞疾病检验 ………………………………………………………… 36

实验十五　缺铁性贫血形态检查 ……………………………………… 36

实验十六　巨幼细胞贫血形态检查 …………………………………… 37

实验十七　再生障碍性贫血形态检查 ………………………………… 38

实验十八　溶血性贫血形态检查 ……………………………………… 39

实验十九　血浆游离血红蛋白检测 …………………………………… 40

实验二十　红细胞渗透脆性试验 ……………………………………… 42

实验二十一　酸化血清溶血试验 ……………………………………… 43

实验二十二　蔗糖溶血试验 …………………………………………… 44

实验二十三　葡萄糖-6-磷酸脱氢酶活性检测 ……………………… 46

实验二十四　丙酮酸激酶活性检测 …………………………………… 47

实验二十五　高铁血红蛋白还原试验 ………………………………… 49

实验二十六　血红蛋白电泳检测 ·· 50

实验二十七　抗碱血红蛋白检测 ·· 53

实验二十八　抗球蛋白试验 ··· 54

实验二十九　冷热溶血试验 ··· 57

实验三十　冷凝集素检测 ··· 58

综合性实验一　溶血性贫血的检验 ··· 59

综合性实验二　PNH 的流式细胞学检测 ·· 71

第四章　白细胞疾病检验 ·· 76

实验三十一　急性淋巴细胞白血病形态检查 ·· 76

实验三十二　急性髓系白血病形态检查 ·· 77

实验三十三　急性早幼粒细胞白血病的形态检查 ··································· 81

实验三十四　慢性髓细胞白血病形态检查 ··· 82

实验三十五　形态定义的骨髓增生异常性肿瘤的形态检查 ······················ 83

实验三十六　浆细胞骨髓瘤形态检查 ·· 85

实验三十七　慢性淋巴细胞白血病/小 B 细胞淋巴瘤形态检查 ··················· 87

实验三十八　传染性单核细胞增多症形态检查 ······································ 88

综合性实验三　急性白血病的 MICM 分型诊断 ····································· 89

第五章　血栓与止血疾病检验 ·· 105

实验三十九　血块收缩试验 ·· 105

实验四十　血小板聚集试验 ·· 106

实验四十一　血小板特异性抗体检测 ·· 108

实验四十二　凝血时间测定 ·· 111

实验四十三　活化部分凝血活酶时间测定 ··· 113

实验四十四　血浆凝血酶原时间测定 ·· 114

实验四十五　血浆凝血酶时间测定 ··· 116

实验四十六　血浆纤维蛋白原检测 ··· 117

实验四十七　血浆凝血因子促凝活性检测 ··· 119

实验四十八　凝血活化标志物检测 ··· 121

实验四十九　血浆抗凝血酶检测 ·· 125

实验五十　血浆蛋白 C 检测 ··· 127

实验五十一　血浆蛋白 S 检测 ··· 130

实验五十二　血浆活化蛋白 C 抵抗试验 ··· 131

实验五十三　活化部分凝血活酶时间（APTT）纠正试验 ························· 131

实验五十四　凝血因子Ⅷ抑制物检验 ·· 133

实验五十五　狼疮抗凝物质检测的筛查和确诊试验 ································ 135

实验五十六　血浆纤维蛋白（原）降解产物测定 ··································· 136

实验五十七　血浆 D-二聚体测定 ··· 138

综合性实验四　血友病 A 的检验 ……………………………………………………… 140

附　录 …………………………………………………………………………………… 144

附录一　血小板聚集仪 …………………………………………………………………… 144
附录二　血液凝固仪 ……………………………………………………………………… 147
附录三　血栓弹力图仪 …………………………………………………………………… 152

参考文献 …………………………………………………………………………………… 158

第一章 正常血细胞形态观察

 实验一 红细胞系统形态观察

PPT

【实验目的】

掌握骨髓红细胞系统形态的总特征及各阶段有核红细胞的形态特点；与形态上类似细胞加以鉴别。

【实验仪器和材料】

1. **器材** 光学显微镜、香柏油、油镜清洗剂和擦镜纸等。
2. **标本** 基本正常骨髓涂片或溶血性贫血患者的骨髓涂片等。

【实验步骤】

1. **寻找合适观察区域** 低倍镜下选择合适的观察区域，然后在油镜下观察各阶段有核红细胞形态特点。有核红细胞形态变化规律如下。

   （1）**胞体** 由大到小；呈圆形或类圆形（原红、早幼红细胞可见瘤状突起）。

   （2）**胞质** 胞质量由少到多；颜色变化规律：深蓝色→灰蓝色→灰色→灰红色→淡红色。各阶段胞质中均无颗粒（在原红、早幼红细胞的胞质中，可因核糖核酸丰富并自行聚集，使胞质中出现蓝色类似"颗粒"样物质）。

   （3）**胞核** 由大到小；圆形，常居中（少数晚幼红细胞可出现核碎裂或脱核现象）；染色质由疏松→致密（中幼红细胞阶段出现典型的副染色质）。

   （4）**核仁** 从有到无。

2. **观察各阶段有核红细胞的形态** 各阶段有核红细胞形态特点如下（表1-1）。

表1-1 各阶段有核红细胞形态特点

	原始红细胞	早幼红细胞	中幼红细胞	晚幼红细胞
胞体直径	15~25μm	10~20μm	8~15μm	8~12μm
胞体形态	圆或椭圆形，常有瘤状突起	圆或椭圆形，多无瘤状突起	圆形	常圆形
胞核形态	圆形，常居中	圆形，常居中	圆形，常居中	圆形，居中或偏位
核仁	1~3个	模糊或消失	无	无
染色质	颗粒状	粗颗粒状或小块	块状，如击碎墨块，可出现副染色质	固缩成团块状，副染色质可见或无
胞质量	较多	略增多	多	多
胞质颜色	油画蓝不透明	深蓝色不透明	灰蓝、灰红色	浅红色或略带灰色
胞质颗粒	无	无	无	无

3. **各阶段有核红细胞的划分要点** 各阶段有核红细胞划分要点及辨别要点如下（表1-2，图1-1）。

表 1-2　各阶段有核红细胞的划分要点

划分细胞	划分要点
原始红细胞与早幼红细胞	核仁、染色质
早幼红细胞与中幼红细胞	染色质、胞质颜色、胞体大小
中幼红细胞与晚幼红细胞	染色质、胞质颜色、胞体大小

原始红细胞　　早幼红细胞　　中幼红细胞　　晚幼红细胞

核仁染色质　　染色质、胞质颜　染色质、胞质颜
　　　　　　　色、胞体大小　　色、胞体大小

图 1-1　各阶段有核红细胞的辨别要点

4. 与其他系统细胞的鉴别

（1）原始红细胞与原始粒细胞应相鉴别。

（2）中幼红细胞与浆细胞、小淋巴细胞应相鉴别。

【实验结果】

正常人骨髓涂片中，有核红细胞占骨髓有核细胞总数的 15%~25%，其中原始红细胞 <1%，早幼红细胞 <5%，中幼、晚幼红细胞各占约 10%。

【注意事项】

（1）观察前应选择制片、染色良好，含有骨髓小粒的涂片，并将血膜面朝上放置，若反向放置，可导致低倍镜下找到视野而油镜下无法见到细胞。

（2）观察时，首先在低倍镜下选择血膜体尾交界处，成熟红细胞均匀散开且细胞立体结构清晰的区域，再换用油镜进行观察。

（3）油镜下，选择具有红系形态特征的有核细胞进行观察。骨髓细胞形态观察的一般规律：应按照"核、质兼顾，以核为主"的原则，遵循胞体→胞质→胞核→核仁的次序"由外向内"看，全面的把握细胞形态特征。

（4）因染液 pH 变化可改变涂片染色效果，故观察有核红细胞胞质颜色时，应注意与周围成熟红细胞对照。

 实验二　粒细胞系统形态观察

PPT

【实验目的】

掌握骨髓粒细胞系统形态的总特征、各阶段粒细胞的形态特点和各阶段粒细胞的划分要点；掌握

粒细胞胞质中四种颗粒的鉴别；与形态上类似细胞加以鉴别。

【实验仪器和材料】

1. 器材 光学显微镜、香柏油、油镜清洗剂和擦镜纸等。

2. 标本 大致正常骨髓涂片、粒细胞增生性血涂片或骨髓涂片、急性粒细胞白血病骨髓涂片等。

【实验步骤】

1. 寻找合适观察区域 低倍镜下选择合适的观察区域，然后在油镜下观察各阶段粒细胞。
粒细胞系统形态变化规律如下。

（1）胞体 由大到小（早幼粒细胞较原始粒细胞大，中幼粒细胞以下阶段又遵循"由大到小"的变化规律）；呈圆形或类圆形。

（2）胞质 胞质量由少到多；颜色：深蓝色→浅蓝色→淡红色。胞质颗粒变化规律：无颗粒→出现嗜苯胺蓝颗粒→特异性颗粒增多、非特异性颗粒减少→仅有特异性颗粒。

（3）胞核 由大到小；形态：圆形→椭圆形→一侧扁平→肾形→杆状→分叶。染色质由疏松→致密（中幼粒细胞阶段开始呈索块状）。

（4）核仁 从有到无。

2. 观察各阶段粒细胞的形态 各阶段粒细胞的形态特点如下（表2-1）。

表2-1 各阶段粒细胞的形态特点（以中性粒细胞为例）

	原始粒细胞	早幼粒细胞	中幼粒细胞	晚幼粒细胞	杆状核粒细胞	分叶核粒细胞
胞体直径	10～20μm	12～30μm	10～18μm	10～16μm	10～15μm	10～14μm
胞体形态	圆或类圆形	圆或椭圆形	圆形	圆形	圆形	圆形
胞核形态	圆或类圆形	圆或椭圆形，常偏于一侧	椭圆形、一侧扁平或略凹陷	明显凹陷呈肾形、半月形等	呈杆状、带形、S形、U形等	分叶（2～5叶）
核仁	2～5个，较小	常清晰可见	常无	无	无	无
染色质	细颗粒	开始聚集，较原粒粗	聚集呈索块状	小块状，出现副染色质	粗块状，副染色质明显	粗块状，副染色质明显
胞质量	较少	较多或多	多	多	多	多
胞质颜色	蓝色或深蓝色	蓝色或浅蓝色	嗜多色，呈灰红色、粉红色	淡红色	淡红色	淡红色
胞质颗粒	无或有少许细小颗粒	出现非特异性颗粒，可覆盖在核上	一定量非特异性颗粒，同时出现中性颗粒	充满中性颗粒	充满中性颗粒	充满中性颗粒

3. 鉴别粒细胞胞质中四种颗粒 粒细胞胞质中四种颗粒的鉴别如下（表2-2）。

表2-2 粒细胞胞质中四种颗粒的鉴别

	中性颗粒	嗜酸性颗粒	嗜碱性颗粒	非特异性颗粒
大小	细小，大小一致	粗大，大小一致	粗大，大小不一	较中性颗粒粗，大小不一
形态	细颗粒状	圆形或椭圆形，形似小珠	形态不一	形态不一
数量	多	多	不定，常较少	少量或中等量
颜色	淡紫红色或淡红色	桔黄色、暗黄色或深褐色，中心较淡有立体感，有时呈嗜碱性染色反应	深紫红色、深紫黑色或深紫蓝色	紫红色
分布	均匀	均匀、紧密排列，布满胞质	分布不均，排列零乱，常覆盖在核上，使核轮廓不清	分布不均，常在质中，可有少许颗粒覆盖在核上

4. 各阶段粒细胞的划分要点 各阶段粒细胞的划分要点及辨别要点如下（表 2-3，图 2-1）。

表 2-3 各阶段粒细胞的划分要点

划分细胞	划分要点
原始粒细胞与早幼粒细胞	颗粒、高尔基区（初浆）、核质比
早幼粒细胞与中幼粒细胞	染色质、核仁、胞质颜色和颗粒
中幼粒细胞与晚幼粒细胞	染色质、胞核形状
晚幼粒细胞与杆状核粒细胞	胞核凹陷处与假设核直径 1/2 之比
杆状核粒细胞与分叶核粒细胞	核径最窄处与最宽处 1/3 之比

图 2-1 各阶段粒细胞的辨别要点

5. 与其他系统细胞的鉴别

（1）原始粒细胞与原始红细胞的鉴别如下（表 2-4）。

表 2-4 原始粒细胞与原始红细胞的鉴别

	原始粒细胞	原始红细胞
胞体	直径 10～20μm，规则圆形或类圆形	直径 15～25μm，常可见瘤状突起
核仁	2～5 个（多数 >3 个）较小，界限清晰	1～3 个（2 个以下多见）较大，界限不清
染色质	细颗粒状，分布均匀	粗颗粒状，分布不均，在核膜、核仁周围较浓
胞质颜色	透明、蓝色，着色均匀，如水彩画样	不透明、深蓝色，着色不均，如油画蓝样，核周围常呈无色

（2）嗜碱性粒细胞与小淋巴细胞应相鉴别。

（3）原始粒细胞、原始单核细胞及原始淋巴细胞应相鉴别。

（4）幼稚中性粒细胞与单核细胞应相鉴别。

【实验结果】

正常人骨髓涂片中，粒细胞系统占骨髓有核细胞总数的 40%～60%，其中原始粒细胞 <2%，早幼粒细胞 <5%，中性中幼粒细胞约占 8%，中性晚幼粒细胞约占 10%，中性杆状核粒细胞约占 20%，中性分叶核粒细胞约占 12%，嗜酸性粒细胞 <5%，嗜碱性粒细胞 <1%。

【注意事项】

（1）一般将原始粒细胞分为两型：Ⅰ型就是传统意义上的原始粒细胞，胞质中无颗粒；Ⅱ型与Ⅰ型相比，胞质中可有少许细小颗粒。目前认为原始粒细胞胞质中无论有无颗粒，均不出现初浆（质）。

（2）嗜酸性粒细胞发育到中、晚幼粒阶段时，胞质中除嗜酸性颗粒外，还可见紫黑色颗粒，似嗜碱性颗粒，称为双染性嗜酸性粒细胞，可随着细胞成熟转变为典型的嗜酸性粒细胞。

（3）嗜碱性粒细胞由于颗粒覆盖核上，导致胞核轮廓不清，故很难划分阶段，可统称为成熟嗜碱性粒细胞。

 ## 实验三 淋巴细胞－浆细胞系统形态观察

PPT

【实验目的】

掌握骨髓淋巴细胞、浆细胞系统形态的总特征、各阶段淋巴细胞、浆细胞的形态特点及划分要点；与形态上类似细胞加以鉴别。

【实验仪器和材料】

1. 器材 光学显微镜、香柏油、油镜清洗剂和擦镜纸等。

2. 标本 大致正常骨髓涂片、淋巴细胞－浆细胞增生的血涂片或骨髓涂片、急性淋巴细胞白血病的血涂片或骨髓涂片、多发性骨髓瘤骨髓涂片等。

【实验步骤】

1. 寻找合适观察区域 低倍镜下选择合适的观察区域，然后在油镜下观察各阶段淋巴细胞－浆细胞。淋巴细胞－浆细胞系统形态的特征如下。

（1）淋巴细胞系统形态变化规律

1）胞体 小；呈圆形或类圆形。

2）胞质 胞质量少；颜色始终为淡蓝色；胞质颗粒可有可无，为嗜苯胺蓝颗粒。

3）胞核 呈圆形、椭圆形或肾形等；染色质由疏松→致密。

4）核仁 从有到无。

（2）浆细胞系统形态变化规律

1）胞体 由大到小；呈圆形或椭圆形。

2）胞质 胞质量丰富，可有空泡；颜色深蓝色，核旁有淡染区；胞质颗粒无或偶有少许紫红色嗜苯胺蓝颗粒。

3）胞核 呈圆形或椭圆形，常偏位；染色质由疏松→致密。

4）核仁 从有到无。

2. 观察各阶段淋巴细胞－浆细胞系统形态

（1）各阶段淋巴细胞的形态特点如下（表3－1）。

表3－1 各阶段淋巴细胞的形态特点

	原始淋巴细胞	幼稚淋巴细胞	大淋巴细胞	小淋巴细胞
胞体直径	10～18μm	10～16μm	12～15μm	6～9μm
胞体形态	圆或类圆形	圆或类圆形	圆或类圆形	圆形、类圆形或蝌蚪形
胞核形态	圆或类圆形	圆或类圆形	椭圆形，常偏位	类圆形或有小切迹
核仁	1～2个	模糊或消失	无	无
染色质	颗粒状	较粗	紧密而均匀	块状，副染色质不明显

续表

	原始淋巴细胞	幼稚淋巴细胞	大淋巴细胞	小淋巴细胞
胞质量	少	少	较多	很少或近似裸核
胞质颜色	蓝色	蓝色	清澈的淡蓝色	淡蓝色或深蓝色
胞质颗粒	无	偶有少许紫红色颗粒	常有紫红色颗粒	常无颗粒

（2）各阶段浆细胞的形态特点如下（表3-2）。

表3-2　各阶段浆细胞的形态特点

鉴别点	原始浆细胞	幼稚浆细胞	浆细胞
胞体直径	$14 \sim 18 \mu m$	$12 \sim 16 \mu m$	$8 \sim 15 \mu m$
胞体形态	圆或椭圆形	常椭圆形	常椭圆形
胞核形态	圆形，核偏位	圆形，核偏位	圆形，核偏位
核仁	2~5个	模糊或消失	无
染色质	粗颗粒状	较粗	块状，副染色质较明显
胞质量	多	多	丰富
胞质颜色	深蓝色	深蓝色	常深蓝色，有时呈红色
胞质颗粒	无	偶有少许紫红色颗粒	偶有少许紫红色颗粒
空泡	可有	可有	明显

3　各阶段淋巴细胞-浆细胞系统的划分

（1）各阶段淋巴细胞的划分要点及辨别要点如下（表3-3，图3-1）。

表3-3　各阶段淋巴细胞的划分要点

划分细胞	划分要点
原始淋巴细胞与幼稚淋巴细胞	染色质、核仁及颗粒
幼稚淋巴细胞与淋巴细胞	染色质

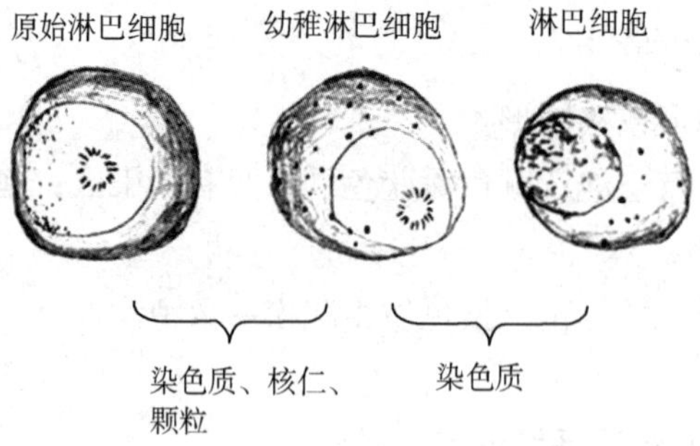

图3-1　各阶段淋巴细胞的辨别要点

（2）各阶段浆细胞的划分要点及辨别要点如下（表3-4，图3-2）。

表3-4　各阶段浆细胞的划分要点

划分细胞	划分要点
原始浆细胞与幼稚浆细胞	核仁、染色质
幼稚浆细胞与浆细胞	染色质

原始浆细胞   幼稚浆细胞   浆细胞

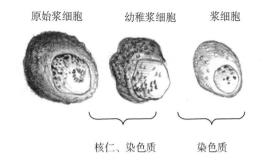

核仁、染色质   染色质

图 3 - 2 各阶段浆细胞的辨别要点

4. 与其他系统细胞的鉴别

（1）小淋巴细胞与浆细胞、中幼红细胞的鉴别如下（表 3 - 5）。

表 3 - 5 小淋巴细胞与浆细胞、中幼红细胞的鉴别

鉴别点	小淋巴细胞	浆细胞	中幼红细胞
胞体形态	$6 \sim 9\mu m$，（类）圆形、蝌蚪形	$12 \sim 20\mu m$，椭圆形	$8 \sim 15\mu m$，圆形
胞质颜色	淡蓝色	深蓝色，有时红色	灰蓝色、灰红色
胞质量	常极少（位于局部）	丰富	多（围绕核周）
胞质颗粒	多数无颗粒，个别可有少许	多数无颗粒	无
胞核形态	类圆形、或有小切迹，居中或偏位	圆形，常偏位	圆形，居中
核仁	无，有时可有假核仁	无	无
染色质	结块、副染色质不明显	块状	结块、副染色质明显
其他	有时可见胞质毛状突起	有核旁淡染区，泡沫浆	常无空泡

（2）小淋巴细胞与嗜碱性粒细胞的鉴别如下（表 3 - 6）。

表 3 - 6 小淋巴细胞与嗜碱性粒细胞的鉴别

鉴别点	小淋巴细胞	胞体小的嗜碱性粒细胞
胞体大小	$6 \sim 9\mu m$	与小淋巴细胞相似
胞核形态	类圆形或有小切迹	轮廓不清楚
染色质	呈块状	结构不清楚
胞质量	极少，呈淡蓝色	少，有时呈淡红色
胞质颗粒	无，有时有少许紫红色颗粒	有少许紫黑色颗粒，常覆盖核上

（3）浆细胞与成骨细胞应相鉴别。

【实验结果】

（1）正常人骨髓涂片中，淋巴细胞系统占骨髓有核细胞总数的 20% ~ 25%，多为成熟淋巴细胞，幼稚淋巴细胞偶见，原始淋巴细胞罕见。

（2）正常人骨髓涂片中，浆细胞系统占骨髓有核细胞总数 < 2%，均为成熟浆细胞，幼稚浆细胞偶见，原始浆细胞罕见。

【注意事项】

（1）各阶段淋巴细胞的划分关键是依据细胞核染色质的粗细程度。

（2）成熟淋巴细胞又分为大淋巴细胞和小淋巴细胞，分类计数时，一般无需将两者分开报告。

实验四　单核－吞噬细胞系统形态观察

PPT

【实验目的】

掌握骨髓单核－吞噬细胞系统形态的总特征及各阶段单核－巨噬细胞的形态特征；与形态上类似细胞加以鉴别。

【实验仪器和材料】

1. 器材　光学显微镜、香柏油、油镜清洗剂和擦镜纸等。

2. 标本　基本正常骨髓涂片、单核细胞增加的血涂片或骨髓涂片、急性单核细胞白血病的血涂片或骨髓涂片等。

【实验步骤】

1. 寻找合适观察区域　低倍镜下选择合适的观察区域，然后在油镜下观察各阶段单核细胞和巨噬细胞。单核－吞噬细胞系统形态的总特征如下。

（1）胞体　圆形或不规则形，有时有伪足。

（2）胞质　量多，呈灰蓝色，半透明毛玻璃样，可有粉尘样颗粒及空泡。

（3）胞核　圆形或不规则形，可扭曲折叠，染色质较疏松，如有核仁常 1 个，且大而清晰。

2. 观察各阶段单核－巨噬细胞形态特点　各阶段单核细胞和巨噬细胞形态特点见表（表 4–1）。

表 4–1　各阶段单核细胞形态特点

鉴别点	原始单核细胞	幼稚单核细胞	单核细胞	巨噬细胞
胞体直径	14～25μm	15～25μm	12～20μm	25～50μm
胞体形态	圆形或不规则形，有时有伪足	圆形或不规则形，有时有伪足	圆形或不规则形，有时有伪足	不规则形
胞核形态	圆或不规则形，可折叠、扭曲	不规则形，呈扭曲、折叠状	不规则形，呈扭曲、折叠状或大肠形、马蹄形、S形等	肾形或不规则形，常偏于一侧
核仁	核仁常 1 个，大而清晰	有或消失	消失	有 1～2 个明显的核仁
染色质	纤细、疏松，呈细丝网状	开始聚集，呈丝网状	呈条索状、小块状	疏松分散，在核中央和核膜内侧聚集成块
胞质量	较多	增多	多	丰富
胞质颜色	蓝色或灰蓝色	蓝色或灰蓝色	灰蓝色或略带红色	灰蓝色
胞质颗粒	无或有少许细小颗粒	可见细小、粉尘样淡紫红色颗粒	可有细小、粉尘样淡紫红色颗粒	紫红色细小颗粒、粗大的嗜天青颗粒和吞噬物
空泡	可见空泡	可见空泡	常见空泡	可见空泡

3. 各阶段单核－巨噬细胞的划分　幼稚单核细胞和成熟单核细胞的划分很困难，因为单核细胞的染色质不如其他系列成熟细胞染色质致密。两者的主要鉴别点在于幼稚单核细胞的胞质比成熟单核细胞蓝；成熟单核细胞与幼稚单核细胞相比核染色质聚集的更紧密，胞核扭曲、折叠更明显。巨噬细胞与单核细胞相比胞体更大，且胞质中有吞噬物。各阶段单核－巨噬细胞的主要辨别点见图（图 4–1）。

原始单核细胞　　　幼稚单核细胞　　　单核细胞　　　巨噬细胞

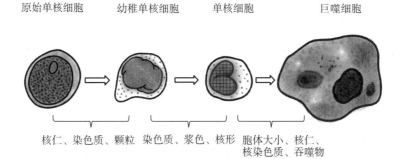

核仁、染色质、颗粒　染色质、浆色、核形　胞体大小、核仁、核染色质、吞噬物

图4-1　各阶段单核-巨噬细胞的辨别要点

4. 与其他类似细胞的鉴别

（1）原始粒细胞、原始淋巴细胞与原始单核细胞鉴别见表（表4-2）。

表4-2　原始粒细胞、原始淋巴细胞与原始单核细胞鉴别

鉴别点	原始粒细胞	原始淋巴细胞	原始单核细胞
胞体大小	中等，10~20μm	小，10~18μm	大，14~25μm
胞体形态	规则（圆或椭圆）	规则（圆或椭圆）	圆或不规则，常有伪足
胞核形态	规则（圆或椭圆）	规则（圆或椭圆）	规则或不规则，常折叠、偏位
核仁	2~5个，小而清晰	1~2个，清晰或不清晰	1~3个（常为1个），大而清晰
染色质	细沙状，分布均匀，有轻度厚实感	粗颗粒状，排列紧密，分布不均匀，有明显厚实感	纤细网状，有起伏不平感，无厚实感
胞质量	少至中等	量少或很少	较多
胞质颜色	亮蓝色，透明	天蓝色，透明	灰蓝色，不透明，似毛玻璃

（2）单核细胞与幼稚中性粒细胞的鉴别见表（表4-3）。

表4-3　单核细胞与幼稚中性粒细胞的鉴别

鉴别点	单核细胞	幼稚中性粒细胞
胞体	15~25μm，类圆形或不规则形，可有伪足	一般10~20μm，圆形或类圆形
胞质量	常比幼稚中性粒细胞多	一般较多
胞质	灰色或略带紫红色	淡蓝色、蓝色
空泡	可有	常无
颗粒	可见细小、灰尘样的紫红色非特异性颗粒，但比幼稚中性粒细胞的颗粒细小，颜色浅淡，弥散分布	有中性颗粒及非特异性颗粒，非特异性颗粒常位于细胞边缘，中性颗粒在胞核凹陷处明显
胞核	常不规则，呈扭曲、折叠状、杆状、分叶等	呈椭圆形、半圆形或略凹陷，偶见不规则形
染色质	呈条索状、小块状	呈索块状或块状，副染色质不明显
核仁	无	中性中幼粒细胞可偶见

【实验结果】

正常人骨髓片中，单核细胞占骨髓有核细胞的比例小于4%，为成熟阶段细胞，原始单核细胞罕见，幼稚单核细胞偶见，巨噬细胞少见。

【注意事项】

单核-吞噬细胞系统细胞形态多样，变化较大，是骨髓细胞中形态最难辨别的细胞之一。要注意和形态相类似的细胞相鉴别。单核细胞和粒细胞为同一起源，所以很难将原始单核和原始粒细胞相区分，有必要的情况下可在形态学基础上采用细胞化学染色等技术加以区分。

 实验五　巨核细胞系统形态观察

PPT

【实验目的】

掌握骨髓巨核细胞系统形态的总特征和各阶段巨核细胞的形态特征；与形态上类似细胞加以鉴别。

【实验仪器和材料】

1. 器材　光学显微镜、香柏油、油镜清洗剂、擦镜纸等。

2. 标本　基本正常骨髓涂片或免疫性血小板减少症骨髓涂片等。

【实验步骤】

1. 寻找合适观察区域　低倍镜下选择合适的观察区域，找到巨核细胞后，在油镜下观察各阶段巨核细胞。巨核细胞系统形态的总特征如下。

（1）胞体　圆形或不规则，各阶段体积巨大（尤其是颗粒型及产血小板型巨核细胞），原始巨核细胞常有指状突起。

（2）细胞质　颗粒型及产血小板型巨核细胞有丰富的胞质及颗粒，产血小板型巨核细胞能释放血小板。

（3）胞核　巨大且不规则，有的还可见分叶，核染色质常分布不均匀，核颜色明显深染。

2. 观察各阶段巨核细胞形态特点　各阶段巨核细胞形态特点见表（表5-1）。

表5-1　各阶段巨核细胞形态特点

鉴别点	原始巨核细胞	幼稚巨核细胞	颗粒型巨核细胞	产血小板型巨核细胞	巨核细胞裸核
胞体直径	15~30μm	30~50μm	40~70μm	40~70μm	/
胞体形态	圆形或不规则形可有指状突起	不规则	不规则	不规则，胞膜不完整	/
胞核形态	圆形、椭圆形或不规则形	不规则形	不规则或分叶后重叠	不规则或高度分叶但常重叠	不规则或高度分叶但常重叠
核仁	2~3个，不清晰	模糊或无	无	无	无
染色质	疏松	粗或小块状	呈粗块状或条状	呈块状或条状	呈块状或条状
胞质量	少	较丰富	极丰富	极丰富	无或有少许
胞质颜色	深蓝色或蓝色	深蓝色或蓝色	淡蓝色	淡蓝色	/
胞质颗粒	无	近核处出现细小且大小一致淡紫红色颗粒	充满细小，且大小一致的淡紫红色颗粒	颗粒丰富，并常有雏形血小板形成	/

3. 各阶段巨核细胞的辨别要点 各阶段巨核细胞辨别要点如图（图 5 – 1）。

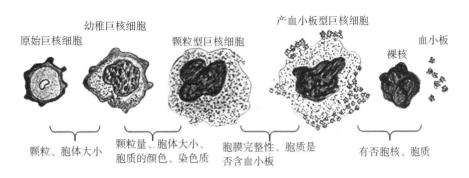

图 5 – 1 各阶段巨核细胞的辨别要点

4. 与其他类似细胞的鉴别

（1）原始巨核细胞与原始红细胞的鉴别注意观察细胞外缘突起：原始巨核细胞基底部窄于游离端；原始红细胞基底部宽于游离端。

（2）巨核细胞与破骨细胞应相鉴别。

【实验结果】

正常情况在一张 1.5cm×3.0cm 骨髓膜上可见 7~35 个巨核细胞。其中原始巨核细胞不见或偶见，幼稚巨核细胞占 0%~5%，颗粒型巨核细胞占 10%~27%，产血小板型巨核细胞占 44%~60%，裸核型巨核细胞占 8%~30%。

【注意事项】

（1）巨核细胞是一种多倍体细胞，即细胞中染色体成倍合成后而细胞并不分裂，可使细胞的体积及细胞核逐渐变大，倍体越多细胞越大，其直径可达 20~100μm 甚至 140μm。

（2）巨核细胞的辨认及计数一般先用低倍镜寻找，高倍镜或油镜进行鉴别。但是对原始巨核细胞的辨认必须用油镜观察，必要时须结合细胞化学染色和免疫标记检测进行鉴定。

（3）观察巨核细胞时，应同时观察血小板形态特点。有的血小板会黏附在巨核细胞周围，应注意与真正的产血小板型巨核细胞鉴别。

 实验六 骨髓中非造血细胞形态观察

PPT

【实验目的】

掌握骨髓中成骨细胞、破骨细胞、肥大细胞、组织细胞、吞噬细胞、脂肪细胞等细胞的形态特点；与形态类似的细胞加以鉴别。

【实验仪器和材料】

1. 器材 光学显微镜、香柏油、油镜清洗剂、擦镜纸等。

2. 标本 再生障碍性贫血、噬血细胞综合征等引起的非造血细胞增多的骨髓涂片。

【实验步骤】

（1）在低倍镜下选择合适的观察区域，然后在油镜下观察各种非造血细胞。

各种非造血细胞形态特点（表6-1）。

表6-1 各种非造血细胞形态特点

鉴别点	组织细胞	肥大细胞	吞噬细胞	成骨细胞	破骨细胞	脂肪细胞	内皮细胞	纤维细胞
胞体大小	20～50μm	10～20μm 不定，多数较大	20～40μm	20～40μm	60～100μm	25～30μm	25～30μm	>200μm
胞体形态	长椭圆形或不规则形	梭形、蝌蚪形、圆形等	极不一致	长椭圆或不规则，边缘常呈云雾状	不规则形，边缘清楚或不整齐	圆形或椭圆形	梭形、长尾形	扁平梭形
胞核形态、数量	1个，圆形或椭圆形	1个，较小，圆形	1个，偏位，圆形、椭圆形或不规则形	1个，偏位，圆形或椭圆形	1～100个，圆形或椭圆形	核固缩、核偏位	圆形、椭圆形或不规则形	多个至数十个，圆、椭圆或不规则形
核仁	1～2个	无	有或无	1～3个，淡蓝色	1～2个，淡蓝色	无	无	1～2个
染色质	粗网状	块状	较疏松	粗网状	粗网状	致密	网状	网状
胞质量	较丰富	较丰富	不定	丰富	极丰富	多	较少	极丰富
胞质颜色	淡蓝色	淡红色	灰蓝色	深蓝色或蓝色	淡蓝或淡红色	淡蓝色	淡蓝或淡红色	淡蓝或淡红色
胞质颗粒	可有少许紫红色嗜天青颗粒	充满圆形、大小均匀深紫红色颗粒	可有颗粒，棕色或蓝色、紫红色，可见空泡	偶有少许紫红色颗粒	有大量细小、淡紫红色颗粒	无	可有细小、紫红色颗粒	可有少许紫红色颗粒
其他特点	胞膜不完整	/	可见吞噬物	核远处常有淡染区，常成堆分布	有的细胞同时伴有粗大颗粒	充满大小不一脂肪空泡	/	含纤维网状物

（2）与其他类似细胞的鉴别

1）成骨细胞与成熟浆细胞鉴别如下（表6-2）。

表6-2 成骨细胞与成熟浆细胞鉴别

鉴别点	成骨细胞	成熟浆细胞
胞体大小及形态	20～40μm，椭圆或不规则，边缘常呈云雾状	8～15μm，圆或椭圆
染色质	粗网状	块状，呈车轮状排列
核仁	1～3个	无
分布方式	多成堆存在	往往单个散在
淡染区位置	距核较远	核旁

注：胞质量、颜色、核形、核位置等方面两者相似。

2）破骨细胞与巨核细胞鉴别如下（表6-3）。

表6-3 破骨细胞与巨核细胞鉴别

鉴别点	破骨细胞	巨核细胞
胞核	胞核圆形或椭圆形，数量3~100个，彼此孤立，无核丝相连	核形不规则，高度分叶，常彼此重叠
核染色质	粗网状	粗条纹状或粗块状
核仁	1~2个	无

注：胞体大小、形态、胞质量、颜色、颗粒等方面两者相似。

3）内皮细胞与组织细胞鉴别如下（表6-4）。

表6-4 内皮细胞与组织细胞鉴别

鉴别点	内皮细胞	组织细胞
胞体形态	极不规则，多呈长尾形、梭形长	椭圆形或不规则
胞体直径	长轴直径可达25~30μm	20~50μm以上
胞体边缘	胞膜完整，边界清晰	多不整齐，呈撕纸状
胞核形态	不规则、圆形或椭圆形	常呈椭圆形
核仁	多无核仁	常有1~2个较清晰的蓝色核仁
染色质	网状	粗网状
胞质量	较少，分布于细胞的一端或两端	较丰富
其他		胞质中有时可见被吞噬物

【实验结果】

正常情况下，骨髓中的非造血细胞很少见。

【注意事项】

（1）正常情况下骨髓涂片中非造血细胞数量少，且部分非造血细胞胞体较大，此时应先在低倍镜下寻找，再转至油镜观察。

（2）可选择再生障碍性贫血骨髓涂片进行非造血细胞观察。

（3）部分肥大细胞（组织嗜碱细胞）胞质中颗粒排列致密，整个细胞呈紫黑色，易被误认为染料渣等，但仔细观察其胞体边缘，往往可发现胞质中充满颗粒。

 实验七　骨髓涂片检查和报告

PPT

【实验目的】

掌握骨髓涂片常规检查步骤、方法、内容；掌握骨髓有核细胞增生程度判断方法和正常成人骨髓象特点；能够正确填写骨髓报告单。

【实验仪器和材料】

1. 器材　光学显微镜、香柏油、油镜清洗剂、擦镜纸和Wright-Giemsa染色液等。

2. 标本 各类骨髓涂片。

【实验步骤】

1. 骨髓涂片标记及染色

（1）标记 用铅笔在骨髓涂片的玻片上清晰标记患者姓名、取材日期等信息，同时粘贴相应条形码。

（2）涂片染色 取新鲜干透的骨髓片，加 Wright – Giemsa 染色液第Ⅰ液 30 秒后，加等量第Ⅱ液混匀，室温放置 15～30 分钟后，流水冲洗，晾干。

2. 肉眼观察

（1）涂片情况 涂片的质量、薄厚以及染色情况等。涂片染色良好时呈淡紫红色；染色偏碱时，呈蓝色或灰蓝色；染色偏酸、染液浓度偏低或染色时间过短时，呈淡红色。

（2）骨髓小粒和油滴 可见有泥沙样颗粒即骨髓小粒；可见较均匀空泡，即油滴。

3. 低倍镜观察

（1）浏览全片 判断涂片情况，包括取材、涂片和染色是否满意等；评估骨髓小粒及油滴；观察有无成堆分布的异常细胞团、少见的非造血细胞等。

（2）判断骨髓增生程度 选择成熟红细胞不重叠也不过度分散、有核细胞分布较均匀的部位进行观察。根据有核细胞与成熟红细胞的大致比例将骨髓增生程度分为五级（表 7－1）。如果增生程度介于两级之间，应将增生程度划为上一级。

表 7－1　骨髓增生程度分级及标准

分级	有核细胞/成熟红细胞	有核细胞数/HP
增生极度活跃	1：1	>100
增生明显活跃	1：10	50～100
增生活跃	1：20	20～50
增生减低	1：50	5～10
增生极度减低	1：200	<5

（3）巨核细胞计数 在低倍镜下进行全片巨核细胞计数，转换至油镜或高倍镜后划分其阶段。

4. 油镜观察

（1）细胞计数和分类 在骨髓小粒周围、成熟红细胞均匀分布处，遵循一定顺序进行骨髓有核细胞（除巨核细胞、破碎细胞、分裂象以外）的各系各阶段分类计数。一般至少计数 200 个有核细胞，骨髓增生程度明显活跃及以上等级建议计数 500 个有核细胞，骨髓增生重度减低的，建议计数 100 个有核细胞。分类计数 25 个巨核细胞。

（2）各类细胞的形态特点观察 分类计数有核细胞的同时观察各系统各阶段细胞大小和形态、细胞核形态及成熟度、胞质量、颜色及内容物等；此外，观察骨髓小粒中细胞所占面积及其细胞成分，全片观察非造血细胞、分裂象细胞，以及是否存在特殊细胞、分类不明细胞、寄生虫等，并记录。

5. 结果计算

（1）计算各系细胞百分比及各阶段细胞百分比 一般情况下，百分比是指骨髓有核细胞的百分比（all nucleated cell，ANC）。

（2）粒红比值（granulocyte/erythrocyte，G/E）　是指各阶段粒细胞（包括中性、嗜酸、嗜碱性粒细胞）百分率总和与各阶段有核红细胞百分率总和之比。

（3）外周血细胞计数　骨髓涂片检查需同时制备相应外周血片、染色和检查，一般分类计数100个有核细胞，形态学分析同骨髓涂片。

（4）其他　如有细胞化学染色的涂片，也应观察并报告结果。

6. 骨髓涂片报告填写

（1）填写骨髓涂片报告基本信息：医院名称、骨髓涂片ID号、患者资料、初步临床诊断、取材部位、取材时间、外周血数据等。

（2）在骨髓报告中填写骨髓涂片和外周血片中各系各阶段细胞百分比。

（3）骨髓报告文字描述由骨髓涂片、血片及细胞化学染色三个部分检验结果组成。

1）填写骨髓取材、涂片和染色等情况（表7-2）。需标明骨髓小粒和油滴情况。

表7-2　骨髓取材、涂片和染色良好指标

良好指标	特点
取材良好	骨髓片上常有较多的骨髓小粒、幼粒细胞、幼红细胞和巨核细胞，并可有少许非造血细胞（如浆细胞、造骨细胞、破骨细胞、脂肪细胞、肥大细胞、组织细胞、纤维细胞等），杆状核与分叶核粒细胞之比值大于血片中的比值
涂片良好	血膜厚薄适当、均匀，头、体、尾分明，上下边缘整齐、留有一定的空间（为1~2mm），面积约1.5cm×3.0cm，镜下可见各类有核细胞分布均匀，成熟红细胞互不重叠，也不过度分散，不皱缩
染色良好	片中无染料沉渣，细胞染色均匀、深浅适当、色泽鲜明、颜色正确，成熟红细胞染浅红色。细胞膜完整，胞质颗粒清楚。细胞核形、核染色质、核仁清楚

2）填写骨髓增生程度及粒红比值。

3）各系别细胞及观察到的异常细胞均做出量和质的描述。描述时要简单扼要、条理清楚、重点突出，一般按以下顺序进行描述：①粒细胞系占比多少（百分比），各阶段粒细胞比例和形态如何；②红细胞系占比多少（百分比），各阶段有核红细胞比例和形态如何，成熟红细胞大小、淡染区、胞体形态等如何；③淋巴细胞系比例，各阶段比例及形态如何；④单核细胞系比例，各阶段比例及形态如何；⑤全片巨核细胞计数，分类一定数量的巨核细胞，其中原始巨核细胞多少个，幼稚巨核细胞多少个，颗粒型巨核细胞多少个，产血小板型巨核细胞多少个，裸核型巨核细胞多少个，各阶段巨核细胞形态如何，血小板数量多少，存在方式和分布如何，形态如何；⑥描述其他方面的异常，如是否见到寄生虫和其他异常细胞。

4）血片：有核细胞数量有何变化，以何种细胞为主，形态有何异常；成熟红细胞及血小板有否异常；是否有其他异常细胞及寄生虫等。

5）细胞化学染色：逐项对每个细胞化学染色结果进行描述，每项染色结果的报告一般包括阳性率、积分或阳性细胞的分布情况。

（4）填写诊断意见或建议。根据临床资料，结合骨髓象、血象检查结果，提出诊断意见或参考意见，必要时建议临床做进一步检查。

（5）填写报告日期并签名。

【实验结果】

根据骨髓涂片检查结果填写骨髓涂片报告（图7-1）。

骨髓细胞形态学检查报告单

检查号：　　　　姓名：　　　　性别：　　　年龄：　　岁　门诊号：　　　床位号：

涂片号：　　　　住院号：　　　申请医师：　　　　申请科室：　　　　送检日期：

细胞名称			血片 个数	髓片 平均值(标准差)	髓片 个数
粒系		原始		0.42(±0.42)	0.0
		早幼		1.27(±0.81)	1.0
	中性	中幼		7.23(±2.77)	9.5
		晚幼		11.36(±2.93)	13.5
		杆状		20.01(±4.77)	9.0
		分叶		12.85(±4.38)	12.5
	嗜酸性	中幼		0.50(±0.49)	0.0
		晚幼		0.80(±0.64)	0.0
		杆状		1.06(±0.95)	0.0
		分叶		1.90(±1.48)	1.5
	嗜碱性	中幼		0.01(±0.03)	0.0
		晚幼		0.02(±0.03)	0.0
		杆状		0.03(±0.07)	0.0
		分叶		0.16(±0.24)	0.0
红系		原始		0.37(±0.36)	0.0
		早幼		1.34(±0.88)	1.5
		中幼		9.45(±3.33)	9.5
		晚幼		9.64(±3.50)	9.5
		早巨		(±)	0.0
		中巨		(±)	0.0
		晚巨		(±)	0.0
单核系		原始		0.01(±0.02)	0.0
		幼稚		0.06(±0.07)	0.0
		成熟		1.45(±0.88)	1.0
淋巴系		原始		0.01(±0.04)	1.0
		幼稚		0.08(±0.15)	0.0
		成熟		18.90(±5.46)	30.5
浆系		原始		0.002(±0.01)	0.0
		幼稚		0.03(±0.07)	0.0
		成熟		0.54(±0.38)	0.0
巨核系		原始		(±)	0.0
		幼稚		(±)	7.1
		颗粒巨		(±)	75.7
		产板巨		(±)	17.2
		小核巨		(±)	0.0
其他		组酸		0.004(±0.03)	
		组碱		0.02(±0.03)	
		吞噬		0.18(±0.19)	
		组织		0.16(±0.20)	
		内皮		0.01(±0.04)	
		成纤		(±)	
		脂肪		0.003(±0.02)	
		网状		0.16(±0.21)	
		不明		0.02(±0.04)	
		其他异常			
粒系:红系					1.38:1
分裂细胞					
退化细胞					
血片共数白细胞数					
骨髓共数有核细胞数			200		

骨髓小粒：较多　　　染色情况：佳

涂片质量：良好　　　取材部位：髂后

镜检所见：

骨髓涂片有核细胞增生明显活跃，粒红细胞比例
1.38:1。

淋巴细胞比例增高，其中原始样细胞可见（1%），该
细胞体积较大，核型不规则，胞浆偏蓝，核仁可见。

粒系增生明显活跃，以各阶段比例与形态未见明
显异常。

红系增生明显活跃，以中、晚幼阶段为主。各期
形态未见明显异常。

巨核细胞全片计数70个，各期比例与形态未见明
显异常。

单核细胞比例与形态未见明显异常。

未见其他异常细胞和血液寄生虫。

诊断意见：

缓解之急性淋巴细胞白血病骨髓象

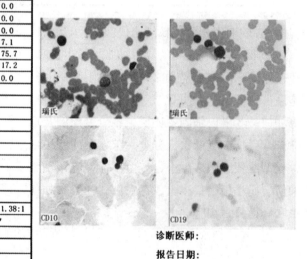

诊断医师：

报告日期：

图 7-1　骨髓检查图文报告

【注意事项】

（1）一般应该选取2张合格骨髓片进行染色和观察；显微镜下观察骨髓细胞前，应确定涂片的正、反面，避免看不到细胞或压碎涂片；染色时间、染液酸碱度、血膜厚度等均可影响细胞形态的观察，因此观察、判断细胞时，需结合涂片染色情况、观察的部位等综合分析、判断。

（2）由于细胞的形态变化多样，观察细胞时不能只根据某一二个特征，就轻易地做出否定或肯定

性判断。观察细胞形态时应全面细致，注意胞体大小、形态；胞质量、颜色，胞质中的颗粒；核形、核染色质、核仁、核位置等，同时应与周围细胞加以比较。

（3）对于形态特点介于两个系列之间的细胞，可采用归大类法（即归入数量多的细胞系统中）例如：在红系细胞较多的骨髓涂片中，应将形态介于浆细胞与幼红细胞之间的细胞归入红系细胞。

（4）急性白血病各系列原始细胞形态十分相似，很难辨认，应注意观察伴随出现的幼稚细胞、成熟细胞，并与其比较，推测原始细胞的归属。另外，还应结合细胞化学染色结果、血片中的细胞形态等综合判断。

（5）形态上难以识别的细胞，可参考涂片上其他细胞后做出判断，如仍不能确定，可归入"分类不明"细胞，但不宜过多，若超过一定数量，则应通过细胞化学染色、集体读片或会诊等方法鉴别。

（6）填写骨髓报告单：图文报告应选择清晰和具有代表性的图片；文字描述骨髓片特征，按粒、红、淋巴、单核、巨核顺序进行，但如果某一系列有异常，应将其放在首位，然后加以重点描述，包括增生程度、百分比、各阶段比例、形态等。

（汤自洁　孙玉洁　蒋　丹）

第二章　血细胞化学染色检验

 实验八　髓过氧化物酶染色

微课/视频　　PPT

【实验目的】

掌握血细胞髓过氧化物酶（myeloperoxidase，MPO）染色的原理和方法，熟悉注意事项。

一、二氨基联苯胺法（DAB）

【实验原理】

血细胞所含的过氧化物酶主要为髓过氧化物酶，粒细胞和部分单核细胞的溶酶体颗粒中含有髓过氧化物酶（MPO），能分解 H_2O_2 而释放出新生氧，后者氧化底物二氨基联苯胺，形成金黄色不溶性沉淀，定位于细胞质内酶所在的活性部位。化学反应过程如下。

$$H_2O_2 \xrightarrow{MPO} [O]$$

$$\downarrow$$

二氨基联苯胺（DAB）$\longrightarrow$金黄色沉淀定位在酶活性部位

【实验仪器和材料】

1. 器材　新鲜骨髓片或血片、染色架、滴管、吸耳球、显微镜等。

2. 试剂

（1）甲醛–丙酮缓冲液（pH 6.6）

Na_2HPO_4	20mg
KH_2PO4	100mg
蒸馏水	30ml
丙酮	45ml
400g/L 甲醛	25ml

混匀后 4℃冰箱保存备用。

（2）50mmol/L Tris–HCl 缓冲液（pH 7.6）

0.1mol/L Tris 溶液	50ml
0.1mol/L HCl 溶液	38ml

混匀后加蒸馏水至100ml。

（3）3%过氧化氢溶液

30%过氧化氢	3ml
蒸馏水	27ml

4℃冰箱保存备用。

（4）MPO 作用液

二氨基联苯胺	20mg
50mmol/L Tris – HCl 缓冲液（pH 7.6）	50ml
3% 过氧化氢溶液	0.2ml

充分混合溶解后过滤，保存于棕色瓶中。

（5）Mayer 苏木素染色液

苏木素	0.1g
蒸馏水	100ml

加热溶解后，再加入 5g 钾明矾与 20mg 碘酸钠，不断搅动直至钾明矾溶解，再加入 5g 水合氯醛和 0.1g 枸橼酸，混合后煮沸 5 分钟，冷却，过滤后备用。

【实验步骤】

（1）固定：新鲜骨髓片或血片在冷甲醛 – 丙酮缓冲液固定 30 秒，蒸馏水冲洗，晾干。
（2）染色：滴加 MPO 作用液覆盖整个血膜，室温染色 10～15 分钟，流水冲洗，晾干。
（3）复染：苏木素染色液复染 10 分钟，水洗，晾干。
（4）显微镜镜检。

【实验结果】

在细胞质中出现金黄色颗粒为阳性反应。髓过氧化物酶染色结果判断方法如下（表 8 –1）。

表 8 –1　髓过氧化物酶染色结果判断方法

实验结果	细胞表现
（－）	无颗粒
（±）	颗粒小，分布稀疏
（＋）	颗粒粗大聚集，约占细胞质面积的 1/4
（＋＋）	颗粒弥散状分布，有一定空隙，约占细胞质面积的 1/2
（＋＋＋）	颗粒均匀分布于细胞质或聚集约占细胞质面积的 3/4
（＋＋＋＋）	阳性颗粒呈棕黄色，充满整个细胞质，没有空隙

MPO 染色结果报告包括阳性率及积分值。

阳性率：指计数 100 个白血病细胞，其阳性细胞百分比即为阳性率。

积分值：指计数 100 个细胞，不同阳性程度细胞数量乘以其阳性程度之和即为积分值，其计算公式如下。

积分值 ＝（＋）数量 ×1 ＋（＋＋）数量 ×2 ＋（＋＋＋）数量 ×3 ＋（＋＋＋＋）数量 ×4

【注意事项】

（1）实验所用试剂应置于低温暗处或按照要求置于 4℃ 冰箱，防止光线照射失效。
（2）骨髓片或血片应新鲜制作、厚薄适宜、及时固定；标本在未染色前勿沾上氧化剂类试剂，以免细胞内的髓过氧化物酶被抑制和破坏。

（3）过氧化氢溶液的浓度与加入量不能随意更改。浓度过高会抑制 MPO 活性，浓度过低又会降低 MPO 染色中的反应性，甚至出现假阴性。若涂片中粒细胞无阳性颗粒，红细胞呈棕色或绿色，即表示过氧化氢过浓；若过氧化氢加于血片上不产生气泡，则说明过氧化氢失效。

（4）染色时应根据室温的变化，及时调整染色时间。室温高时可适当缩短反应时间，室温低时则适当延长反应时间。

（5）如标本不能及时染色，应置入干燥器内，4℃冰箱保存，复温时应注意平衡至室温再移出干燥器，否则易导致细胞溶解。

（6）观察 MPO 染色结果前，要注意观察成熟中性粒细胞是否呈强阳性，以判断染色是否成功。

（7）采用正常人末梢血涂片作阳性对照。

二、四甲基联苯胺法

【实验原理】

粒细胞和部分单核细胞的溶酶体颗粒中含有的髓过氧化物酶能将底物四甲基联苯胺（tetramethylbenzidine，TMB）氢离子传递给 H_2O_2，使之氧化为四甲基联苯胺蓝。后者又可与亚硝基铁氰化钠结合，进一步氧化形成稳定的蓝色颗粒，定位于细胞质酶所在部位。若无亚硝基铁氰化钠，四甲基联苯胺蓝则自我脱氢氧化成棕色的四甲基苯醌二胺沉着于酶所在部位。化学反应过程如下。

$$H_2O_2 \xrightarrow{MPO} [O]$$

$$\downarrow$$

$$四甲基联苯胺（TMB）\longrightarrow 四甲基联苯胺蓝 + 亚硝基铁氰化钠$$

$$\downarrow$$

$$稳定的蓝色颗粒，定位于酶存在的部位$$

【实验仪器和材料】

1. 器材　新鲜骨髓片或血片、染色架、滴管、吸耳球、显微镜等。

2. 试剂

（1）0.1％四甲基联苯胺（TMB）乙醇溶液　0.1g TMB 溶于 88％乙醇溶液 100ml 中，置棕色瓶内，4℃冰箱保存。

（2）亚硝基铁氰化钠饱和溶液（360g/L）　在少量蒸馏水中加入亚硝基铁氰化钠晶体，搅拌直至不再溶解为止，置棕色瓶内，4℃冰箱保存。

（3）染色液（临用前配制）　取 0.1％ TMB 乙醇溶液 1ml，加亚硝基铁氰化钠饱和溶液 10μl，溶液呈淡棕黄色。

（4）1％过氧化氢溶液（新鲜配制）　取 30％过氧化氢 1ml 加入蒸馏水 29ml。

（5）0.005％过氧化氢工作液（新鲜配制）　1％过氧化氢 0.05ml，加 10ml 蒸馏水稀释。

（6）Wright 染色液。

【实验步骤】

（1）染色　在新鲜干燥的骨髓片或血片上，加染色液 0.5ml，放置 1 分钟后，再加过氧化氢工作液 0.7ml，吹匀，染色 6 分钟。

（2）复染　用流水冲洗，晾干，再用 Wright 染液复染 15～20 分钟。流水冲洗后，晾干。

（3）显微镜镜检。

【实验结果】

同二氨基联苯胺法。

【注意事项】

（1）骨髓片或血片应新鲜制作、厚薄适宜，晾干。

（2）配制 TMB 时用 85%～88% 的乙醇溶液效果较好，勿用 90%～95% 乙醇，否则细胞表面蛋白质易发生凝固，阻碍试剂向细胞内渗入使显色反应减弱或消失。

（3）过氧化氢溶液需新鲜配制，其浓度与加入量不能随意更改。涂片的粒细胞中见不到阳性颗粒，红细胞呈棕色或绿色，即表示过氧化氢过浓。若过氧化氢加于血片上不产生气泡，则说明过氧化氢失效。

（4）染色液适宜 pH 应为 5.5，若 pH<5.0 会出现假阳性结果。

（5）试剂应置于低温暗处，防止光线照射失效。

（6）染色时，加过氧化氢工作液后必须与染色液充分混匀，否则同一涂片上细胞染色情况不一致。

 实验九　过碘酸 – 希夫染色

PPT

【实验目的】

掌握过碘酸 – 希夫反应（periodic acid schiff reaction，PAS）的原理和方法，熟悉注意事项。

【实验原理】

此反应又称糖原染色。过碘酸可将细胞质内糖原或多糖类物质中含有的乙二醇基（—CHOH—CHOH）氧化而产生双醛基（—CHO—CHO），后者与希夫（Schiff）染料作用，使无色品红变为紫红色的化合物，定位于糖原存在部位。阳性反应的强弱与细胞内乙二醇基的含量成正比，根据胞质中糖原种类及含量多少，可呈现粗细不等红色颗粒、块状物或均匀红色。化学反应过程如下。

$$1,2\text{-}乙二醇基 \xrightarrow{\text{过碘酸}} 双醛基$$

双醛基 + 碱性品红（Schiff 染料）——→紫红色化合物，定位于胞质糖原部位

【实验仪器和材料】

1. 器材　骨髓片或血片、染色缸、滴管、水浴箱、显微镜等。

2. 试剂

（1）固定液　95% 乙醇。

（2）10g/L 过碘酸溶液　过碘酸（$HIO_4 \cdot 2H_2O$）1g 溶于 100ml 蒸馏水中，溶解后避光保存于 4℃冰箱内，一般可用三个月，变黄则弃之。

（3）希夫（Schiff）染液　蒸馏水 200ml 加入 500ml 三角烧瓶内，加热至沸腾。移开火焰，缓慢地加入 1g 碱性品红，再继续加热 2 分钟，使之充分溶解后停止加热。待冷却至 50～60℃时，加入 1mol/L 盐酸 20ml 混匀，待冷却至 25℃时加入 2g 偏重亚硫酸钠（$Na_2S_2O_5$）混匀，立即加盖避光过夜。次日加入优质活性炭 2g，振荡混匀吸附色素，用滤纸过滤，为无色透明溶液，置于 4℃冰箱避光保存。试剂应为无色，变红则失效。

（4）偏重亚硫酸液　每次用前新鲜配制。

100g/L 偏重亚硫酸钠	6ml
1mol/L 盐酸	5ml
蒸馏水	100ml

混合即成。

（5）20g/L 甲基绿　2g 甲基绿溶解于 100ml 蒸馏水中。

【实验步骤】

（1）固定　新鲜干燥涂片用 95% 乙醇固定 10 分钟，流水冲洗，晾干。

（2）氧化　加入 10g/L 过碘酸氧化 20 分钟，蒸馏水冲洗，晾干（最佳做法是置于 37℃，2 小时，烘干）。

（3）染色　置 Schiff 染液中 37℃（或室温）避光染色 30 分钟。

（4）冲洗　用偏重亚硫酸溶液冲洗 3 次后，再用流水冲洗 2～3 分钟，晾干。

（5）复染　20g/L 甲基绿复染 10 分钟，水洗，晾干。

（6）显微镜镜检。

【实验结果】

在细胞质中出现弥散状、颗粒状或块状红色为阳性。细胞质无色或无阳性颗粒为阴性。细胞核染呈绿色。根据不同情况，观察 100 个白血病细胞或有核红细胞，求出阳性率和积分值。各系列细胞反应强度判断标准如下。

（1）中性粒细胞 PAS 染色分级标准如下（表 9-1）。

表 9-1　中性粒细胞 PAS 染色反应强度分级标准

实验结果	细胞表现
（-）	胞质无色
（+）	胞质呈淡红色，颗粒不明显，薄而透明，边缘有极少深红色颗粒
（++）	胞质呈红色，厚而不透明，有少量颗粒，或边缘有很深红色颗粒
（+++）	胞质呈深红色，颗粒很多或呈片状，颗粒较紧密，颗粒间尚有空隙
（++++）	胞质呈深紫红色，颗粒紧密，颗粒间无空隙

（2）淋巴细胞分级标准如下（表 9-2）。

表 9-2　淋巴细胞 PAS 染色反应强度分级标准

实验结果	细胞表现
（-）	胞质内无色
（+）	胞质内呈弥散淡红或有少数红色细颗粒（<10 个）

续表

实验结果	细胞表现
（＋＋）	胞质内呈弥散较深的红色或有多数红色细颗粒（≥10 个）
（＋＋＋）	胞质内有较红色粗颗粒或少数小块状红色物质
（＋＋＋＋）	胞质内有多数红色粗颗粒并有大块红色物质

（3）单核细胞分级标准如下（表9-3）。

表9-3 单核细胞 PAS 染色反应强度分级标准

实验结果	细胞表现
（－）	胞质内无色
（＋）	胞质内呈弥散淡红色
（＋＋）	胞质内呈弥散较深的红色
（＋＋＋）	胞质内有较深红色的细颗粒
（＋＋＋＋）	胞质边缘有多数红色的粗颗粒

（4）有核红细胞的分级标准如下（表9-4）。

表9-4 有核红细胞 PAS 染色反应强度分级标准

实验结果	细胞表现
（－）	胞质内无色
（＋）	胞质内有少数分散的细小红色颗粒或浅红色弥漫物质
（＋＋）	胞质中有 1～10 个中等大小的红色颗粒或弥漫较多的细小红色颗粒
（＋＋＋）	胞质中有 11～20 个中等大小的红色颗粒或弥散细小红色颗粒，颗粒间有一定空隙的
（＋＋＋＋）	胞质中有粗大红色块或有粗大致密的紫红色颗粒

（5）巨核细胞的分级标准如下（表9-5）。

表9-5 巨核细胞 PAS 染色反应强度分级标准

实验结果	细胞表现
（－）	胞质内无红色颗粒，但细胞质内弥散性红色，此系其它多糖类物质所致
（＋）	胞质内含有数小块或一大块糖原，常定位于近核膜处
（＋＋）	胞质内含有许多小块或较多大块糖原，定位于核膜处或分散在胞质中，约占胞质的1/3
（＋＋＋）	胞质内含有许多大块糖原，分散于胞质中，占胞质1/2
（＋＋＋＋）	糖原包涵体充满整个胞质

【注意事项】

（1）所用染色缸及器具应十分清洁、干燥。

（2）固定液不同，染色结果不同。目前较常用的有95% 乙醇、纯甲醇及甲醛蒸气，其中乙醇固定后糖原颗粒明显，易于判断阳性反应的程度，故通常选用乙醇为固定剂。

（3）骨髓片应及时固定。

（4）过碘酸易潮解，用后必须密封或置干燥器内保存，变黄则弃之。10g/L 过碘酸溶液避光氧化20 分钟为宜，过长可使醛基进一步氧化为羧基。一般情况下，染 3～4 次换一次过碘酸溶液。

（5）希夫（Schiff）染液应密封避光冰箱保存，一般 4℃ 下可保存 6 个月，免受潮，遇水变红失效。试验时应尽量减少与空气的接触时间，因此染色缸磨口应涂凡士林。

（6）甲基绿易氧化成甲基紫，应定期用氯仿抽提去除，否则影响复染效果。

（7）染色时间和温度应相对恒定，一般以37℃染色30分钟为宜。涂片要待完全干燥后染色，最好置37℃烤干后再染色，否则易出现假阳性反应。

（8）不同品牌的碱性品红染色效果不同，因此碱性品红的质量是试验成败的关键因素之一。

（9）偏重亚硫酸钠量要充足，此试剂易于分解，应密封干燥保存。若刺激性气味不强或消失，说明试剂变性不能使用。

（10）有核红细胞 PAS 复染时间短，需 5 ~ 10 分钟；白血病细胞复染时间长，需 20 分钟。

（11）染色后的涂片应及时检查，以免褪色，染色后涂片最长可保存 8 天。

 实验十　中性粒细胞碱性磷酸酶染色

PPT

【实验目的】

掌握中性粒细胞碱性磷酸酶（neutrophilic alkaline phosphatase，NAP）染色的原理方法、积分值的计算方式，熟悉注意事项，并能正确评价 NAP 的各种染色方法。

【实验原理】

中性粒细胞胞质中的碱性磷酸酶在 pH 9.6 的碱性条件下能水解 α-磷酸萘酚钠，生成萘酚，后者与重氮盐偶联形成不溶性的有色沉淀定位于胞质中的酶活性处。重氮盐不同，其沉淀颜色不同。化学反应过程如下。

$$\alpha\text{-磷酸萘酚钠}\xrightarrow[\text{pH 9.6}]{\text{碱性磷酸酶}}\text{磷酸} + \alpha\text{-萘酚}$$

$$\text{萘酚} + \text{重氮盐}\longrightarrow\text{不溶性有色沉淀定位于胞质酶存在部位}$$

【实验仪器和材料】

1. 器材　新鲜血片或骨髓片、染色缸、滴管、水浴箱、显微镜等。

2. 试剂

（1）10% 甲醛甲醇固定液　90ml 甲醇加到 10ml 甲醛中，充分混匀，储存于冰箱中，每 2 ~ 4 周新配制 1 次。

（2）0.2mol/L 丙二醇缓冲贮备液　取 2 - 氨基 - 2 - 甲基 - 1，3 - 丙二醇 10.5g 加于 500ml 蒸馏水中，溶解后保存于 4℃ 冰箱内。

（3）0.05mol/L 丙二醇缓冲应用液（pH 9.4 ~ 9.6）　取 0.2mol/L 丙二醇缓冲贮备液 25ml 和 0.1mol/L 盐酸 5ml，加蒸馏水至 100ml。4℃ 冰箱中保存，用前放置到室温。

（4）基质孵育液（pH 9.5 ~ 9.6）　取 20mg α-磷酸萘酚钠溶于 20ml 丙二醇缓冲应用液中，再加固紫酱 GBC 盐（或重氮坚牢蓝）20mg 混匀，溶解，迅速用滤纸过滤，临用前配制。

（5）Mayer 苏木素染色液。

【实验步骤】

（1）固定：新鲜干燥血片或骨髓片用冷 10% 甲醛甲醇固定液固定 10 秒，流水轻轻冲洗 30 ~ 60 秒，晾干。

（2）染色：把涂片浸入基质孵育液中，置于37℃温箱15~20分钟，水洗，晾干。

（3）复染苏木素染色液中复染10分钟，流水冲洗，晾干。

（4）显微镜检查。

【实验结果】

胞质中出现紫黑色或棕红色颗粒为阳性，判断标准如下（表10-1）。

表10-1 NAP染色反应强度分级标准

实验结果	细胞表现
（-）	细胞质中无阳性颗粒
（+）	细胞质中含少量颗粒或呈弥漫浅色，约占细胞质面积的1/4
（++）	细胞质中含中等量的颗粒或弥漫着色，约占细胞质面积的1/2
（+++）	细胞质中含较多颗粒或弥漫较深色，约占细胞质面积的3/4
（++++）	细胞质中充满粗大颗粒或弥漫深色，无空隙

NAP染色结果判定包括阳性率和积分值。

阳性率：指计数100个中性成熟粒细胞，其阳性细胞的数量即为阳性率。

积分值：指100个中性成熟粒细胞中，不同阳性程度细胞数量乘以其阳性程度之和即为积分值，具体计算如下。

积分值=（+）数量×1+（++）数量×2+（+++）数量×3+（++++）数量×4

【注意事项】

（1）磷酸萘酚盐和重氮试剂品种繁多，应根据基质选择相适应的重氮盐。重氮盐的质量好坏是本法成败的关键。常用的有坚牢蓝RR、坚牢蓝BB、坚牢紫酱等。从分解速度和产物色泽来看以坚牢蓝RR染色效果最好，其常见的组合（表10-2）。

表10-2 NAP偶氮偶联染色法常用的基质与重氮盐的组合

基质中萘酚	显色剂重氮盐
α-磷酸萘酚钠	固蓝RR、固紫酱GBC
萘酚AS-MX磷酸钠	固蓝RR
萘酚AS-BI磷酸钠	固红紫、固红紫LB、固蓝RR
萘酚AS磷酸钠	固蓝BBN

（2）基质孵育液必须新鲜配制，待血膜固定干燥后，再开始配制基质液。

（3）缓冲液可选用巴比妥缓冲液（pH 9.2）、0.2mol/L Tris缓冲液（pH 9.2）或丙二醇缓冲液。

（4）骨髓片或血片要新鲜，厚薄适宜，及时固定，久置会使酶活性降低。

（5）每次染色时，同时以一份感染患者血片作为阳性对照。

（6）重氮盐和底物应保存于4℃冰箱，避免与皮肤接触或吸入。

（7）标本用外周血片染色效果较骨髓片好，在细胞分布比较均匀的部位计数，计数应于3天内完成，否则应放入低温冰箱保存，可稳定半年。

实验十一　氯乙酸 AS – D 萘酚酯酶染色

PPT

【实验目的】

掌握氯乙酸 AS – D 萘酚酯酶染色（naphthol AS – D chloroacetate esterase，NAS – DCE）的原理和方法，熟悉注意事项，并能正确评价氯乙酸 AS – D 萘酚酯酶染色方法。

一、固紫酱 GBC 法

【实验原理】

细胞内氯乙酸 AS – D 萘酚酯酶（NAS – DCE）水解氯乙酸 AS – D 萘酚，产生 AS – D 萘酚，后者与重氮盐固紫酱 GBC 偶联，生成不溶性的红色沉淀物，定位于胞质内酶所在的部位。化学反应过程如下：

$$氯乙酸 AS – D 萘酚 \xrightarrow{氯乙酸 AS – D 萘酚酯酶} AS – D 萘酚$$

$$AS – D 萘酚 + 固紫酱 GBC \longrightarrow 不溶性的红色沉淀定位于胞质酶活性处$$

氯乙酸 AS – D 萘酚酯酶（NAS – DCE）主要存在于粒细胞和肥大细胞中，对粒细胞的识别具有较强的特异性，通常被看成是粒细胞的标志酶，因此又称为"粒细胞酯酶""特异性酯酶"，可与本试验常用的重氮盐固紫酱 GBC 反应，形成红色沉淀。

【实验仪器和材料】

1. 器材　新鲜骨髓片或血片、染色缸、滴管、温箱、显微镜。

2. 试剂

（1）10% 甲醛甲醇固定液。

（2）Veronal – 醋酸缓冲液。

A 液：取 1.94g 醋酸钠（NaAc·3H$_2$O）和 2.94g 巴比妥钠，溶于 100ml 蒸馏水中。

B 液：0.1mol/L HCl。

取 A 液 50ml，B 液 45ml，加蒸馏水 135ml，用 1 mol/L 盐酸调 pH 至 7.5～7.6。

（3）作用液（溶解、过滤后立即染色，一次用完），配方如下。

氯乙酸 AS – D 萘酚	10mg
丙酮	0.5ml
加入蒸馏水 5ml 使之溶解，再加入	
Veronal – 醋酸缓冲液	5ml
固紫酱 GBC	10mg

（4）Mayer 苏木素染色液。

【实验步骤】

（1）固定：新鲜干燥骨髓片或血片用固定液固定 30～60 秒，或用甲醛蒸气熏蒸 5～10 分钟，水洗，晾干。

（2）染色：加入作用液，置于37℃温箱作用30分钟，水洗，晾干。

（3）复染：苏木素染液复染5分钟，水洗，晾干。

（4）显微镜镜检。

【实验结果】

阳性反应为红宝石样颗粒，定位于细胞质中。阳性程度判断标准如下（表11-1）。

表11-1 氯乙酸AS-D萘酚酯酶染色结果

实验结果	显微镜下表现
（-）	细胞质内无红色沉淀物
（+）	细胞质呈淡红色
（++）	细胞质充满红色阳性物
（+++）	细胞质充满鲜红色阳性物
（++++）	细胞质充满红宝石色阳性物

【注意事项】

（1）标本片要新鲜，陈旧标本酶活性降低，因此取材涂片后应尽快染色。

（2）标本如不能立即染色，风干后放干燥器内置4℃冰箱保存。使用时将标本平衡到室温后再取出染色，否则细胞易溶解变形。

（3）标本片染色后应立即观察，久置会脱色，不能长期保存。

（4）室温低时，氯乙酸AS-D萘酚和固紫酱GBC盐不易溶解，可置37℃助溶。

（5）配制作用液时先将氯乙酸AS-D萘酚在丙酮中溶解后再加入其他试剂。

（6）底物配制后可能出现混浊，但不影响染色效果。

（7）氯乙酸萘酚酯酶不被氟化钠抑制，最适宜反应pH为7.0~7.6。

（8）重氮盐可选用坚固蓝、坚牢蓝B及RR等。

二、新品红法

【实验原理】

细胞内氯乙酸AS-D萘酚酯酶（NAS-DCE）水解氯乙酸AS-D萘酚，产生AS-D萘酚，后者与重氮盐六偶氮新品红作用，生成不溶性的红色沉淀物，定位于胞质内酶的所在部位。化学反应过程如下：

$$氯乙酸AS-D萘酚 \xrightarrow{\text{氯乙酸AS-D萘酚酯酶}} AS-D萘$$

$$AS-D萘酚 + 六偶氮新品红 \longrightarrow 不溶性的红色沉淀定位于胞质酶活性处$$

【实验仪器和材料】

1. 器材 新鲜骨髓片或血片、染色缸、滴管、温箱、显微镜。

2. 试剂

（1）甲醛-丙酮缓冲固定液（pH 6.6）

Na$_2$HPO$_4$·12H$_2$O	20mg
KH$_2$PO$_4$	100mg

加入蒸馏水 30ml 使之溶解，再加入

丙酮	45ml
甲醛	25ml

混匀，调 pH 至 6.6，4℃冰箱保存。

（2）4% 新品红（new fuchsin）溶液　取 2mol/L 盐酸溶液 25ml，加入 1g 新品红试剂，微加热溶解，过滤，放入冰箱保存。亦可（20±5）℃贮存，避免阳光照射，此液可长期保存。

（3）4% 亚硝酸钠溶液　现用现配，亦可每周配制一次，4℃冰箱保存。

（4）六偶氮新品红液　使用前将 4% 新品红溶液和 4% 亚硝酸钠溶液 1∶1 混合 1 分钟，呈淡黄色，立即使用。

（5）底物溶液　取 10mg 氯乙酸 AS – D 萘酚，溶解于 5.0ml N,N–二甲基甲酰胺（DMF）中，保存于 4℃冰箱。

（6）作用液　取底物溶液 0.5ml，加入 0.067mol/L 磷酸缓冲液（pH 7.6）9.5ml，加新鲜配制的六偶氮新品红液 0.05ml，混匀，最终 pH 为 7.2~7.4，立即使用。

（7）Mayer 苏木素染色液。

（8）0.5% 氨水。

【实验步骤】

（1）固定　新鲜干燥骨髓片或血片用冷固定液固定 30 秒，蒸馏水冲洗，晾干。

（2）染色　浸入作用液中并置于 37℃温箱 30 分钟，水洗，晾干。

（3）复染　浸入苏木素染液中复染 20 分钟，水洗，0.5% 氨水返蓝，水洗，晾干。

（4）显微镜镜检。

【实验结果】

阳性反应为鲜艳红色沉淀，定位于细胞质中，细胞核为蓝色。阳性程度判断标准如下（表11 – 2）。

表 11 – 2　氯乙酸 AS – D 萘酚酯酶染色结果

实验结果	显微镜下表现
（ - ）	细胞质内无红色沉淀物
（ + ）	细胞质呈淡红色
（ + + ）	细胞质充满红色阳性物
（ + + + ）	细胞质充满鲜红色阳性物
（ + + + + ）	细胞质充满深红色阳性物

【注意事项】

（1）底物应放于 –20℃冰箱，分装保存，留一小部分放 4℃冰箱中。使用时平衡到室温再称量。底物经有机溶剂溶解后，放冰箱内可使用 1 个月，否则阳性强度明显降低。

（2）配制作用液时，缓冲液加入底物溶液时边加边摇，呈均匀的乳白色，不能分层。再加入六偶氮新品红液，立即混匀，呈桃红色不用过滤，立即使用。如为鲜艳红色，应重配。

（3）其他同固紫酱 GBC 法。

实验十二　α-醋酸萘酚酯酶染色

PPT

【实验目的】

掌握 α-醋酸萘酚酯酶（alpha - naphthol acetate esterase，α-NAE）染色的原理和方法，熟悉注意事项。

【实验原理】

细胞中的 α-醋酸萘酚酯酶能将 α-醋酸萘酚水解，产生 α-萘酚，后者再与重氮盐（如坚牢蓝 B）偶联，生成不溶性的有色沉淀（灰黑色或棕黑色），定位于胞质内酶活性处。化学反应过程如下。

$$\alpha-醋酸萘酚 \xrightarrow{\alpha-醋酸萘酚酯酶} \alpha-萘酚$$

$$\alpha-萘酚 + 重氮盐 \longrightarrow 不溶性的有色沉淀定位于胞质内酶活性处$$

α-醋酸萘酚酯酶（α-NAE）为中性非特异性酯酶，常存在于单核细胞、粒细胞和淋巴细胞中。常用的重氮盐为坚牢蓝 B，形成的有色沉淀为棕黑色或灰黑色。

【实验仪器和材料】

1. 器材　新鲜骨髓片或血片、染色缸、滴管、温箱、显微镜。

2. 试剂

（1）固定液　pH 6.6 甲醛 – 丙酮缓冲液。

$Na_2HPO_4 \cdot 12H_2O$	20mg
KH_2PO_4	100mg
蒸馏水	30ml
使之溶解，再加入	
丙酮	45ml
甲醛	25ml

混匀，调 pH 至 6.6，4℃冰箱保存。

（2）0.067mol/L 磷酸缓冲液（pH 7.6）

A 液：2.388g $Na_2HPO_4 \cdot 12H_2O$ 加蒸馏水至 100ml。

B 液：0.908g KH_2PO_4 加蒸馏水至 100ml。

取 A 液 87ml、B 液 13ml 混匀，调 pH 至 7.6。

（3）基质液　将 20mg α-醋酸萘酚溶解于 2ml 50% 丙酮溶液中，加 0.067mol/L 磷酸缓冲液 100ml，充分振荡，直至最初产生的混浊物大部分消失，加重氮盐（坚牢蓝 B 等）100mg，振荡，过滤后分装为两瓶基质液，每瓶各 40ml，立即使用。

（4）氟化钠基质液　取氟化钠（NaF）60mg 加入上述一瓶基质液中，混匀并标记氟化钠基质液。

（5）复染液　10g/L 甲基绿水溶液，称取甲基绿 1g，加蒸馏水至 100ml。

【实验步骤】

（1）固定　两张新鲜干燥涂片分别置固定液中固定30秒，流水冲洗5分钟，晾干。

（2）染色　两张涂片同时分别放入基质液和氟化钠基质液中，37℃孵育1小时，水洗5分钟，晾干。

（3）复染　10g/L甲基绿水溶液复染5分钟，充分水洗，晾干。

（4）显微镜镜检。

【实验结果】

细胞质内有灰黑色或棕黑色弥漫或颗粒状沉淀为阳性，细胞核染呈绿色。染色结果判断如下（表12-1）。

表12-1　α-醋酸萘酚酯酶染色结果

实验结果	细胞反应
（-）	细胞质内无阳性反应物
（+）	细胞质阳性反应物很弱，颜色很淡，约占细胞质面积的1/4
（++）	细胞质呈明显的阳性反应，颜色较深，约占细胞质面积的1/2
（+++）	阳性反应物深，细胞质内有空隙，阳性物约占细胞质面积的3/4
（++++）	很强的阳性反应物充满细胞质，甚至覆盖核上，占细胞质面积的4/4

NaF抑制率：两张涂片分别置于油镜下计数100或200个白血病细胞，计算抑制前和抑制后的阳性率和积分，抑制率公式如下。

$$抑制率(\%) = \frac{(抑制前阳性率或阳性积分 - 抑制后阳性率或阳性积分)}{抑制前阳性率或阳性积分} \times 100\%$$

【注意事项】

（1）涂片必须于取材后2天内完成染色，效果最佳，以免酶活性降低。

（2）基质液配制时振荡频率以促进基质溶解为宜，过度振摇会析出沉淀影响染色效果；基质液不能长期保存，应现用现配，过滤后迅速使用，减少等候时间，避免沉淀物析出。温度过低时应置于37℃温箱内操作，以促使基质充分溶解。

（3）以β-醋酸萘酚为底物时，其反应产物为色泽鲜艳弥漫的紫红色；当用α-醋酸萘酚为底物时，反应产物为棕黑色颗粒状沉淀，阳性产物定位清楚。

（4）重氮盐的选择以坚牢蓝B、坚牢蓝RR及坚牢黑B的染色效果为好。

（5）染色时间与温度应相对恒定，以便结果具有可比性。

（6）标本如不能立即染色，应风干后置干燥器内4℃冰箱保存，使用时注意温度平衡，以免细胞溶解破坏。

（7）本试验对染色剂的pH要求比较严格，基质液pH以6.1~6.4为宜，否则影响染色效果。

（8）所用试剂必须要纯品，最好是分析纯AR级。器皿专用，严格按照标准清洗。

实验十三 酯酶双染色

PPT

【实验目的】

掌握酯酶双染色的原理和方法，熟悉注意事项。

一、α-醋酸萘酚酯酶与氯乙酸 AS – D 萘酚酯酶双染色（α–NAE 与 NAS – DCE）

【实验原理】

同一张标本片用两种酯酶方法先后染色，α-醋酸萘酚酯酶能水解 α-醋酸萘酚产生 α-萘酚，后者再与六偶氮副品红偶联，在胞质形成红色颗粒；粒细胞酯酶能水解氯乙酸 AS – D 萘酚，释放出萘酚 AS – D，后者再与坚固蓝 B 偶联，形成蓝色偶氮色素，定位于胞质酶活性所在部位。化学反应过程如下。

（1）α-醋酸萘酚 $\xrightarrow{\text{α-醋酸萘酚酯酶}}$ α-萘酚

　　α-萘酚 + 六偶氮副品红 —— 不溶性的红色颗粒定位于胞质酶活性处

（2）氯乙酸 AS – D 萘酚 $\xrightarrow{\text{氯乙酸 AS – D 萘酚酯酶}}$ AS – D 萘酚

　　AS – D 萘酚 + 坚固蓝 B —— 不溶性的蓝色偶氮沉淀定位于胞质酶活性处

【实验仪器和材料】

1. 器材　新鲜骨髓片或血片、染色缸、滴管、温箱、显微镜。

2. 试剂

（1）固定液　pH 6.6 甲醛丙酮缓冲液。

$Na_2HPO_4 \cdot 12H_2O$	20mg
KH_2PO_4	100mg
蒸馏水	30ml
使之溶解，再加入	
丙酮	45ml
甲醛	25ml

（2）0.067mol/L 磷酸缓冲液

A 液：2.388g $Na_2HPO_4 \cdot 12H_2O$ 加蒸馏水至 100ml。

B 液：0.908g KH_2PO_4 加蒸馏水至 100ml。

取 A 液 87ml，B 液 13ml 混匀，调 pH 为 7.6；另取 A 液 80.8ml，B 液 19.2ml 混合，调 pH 为 7.4。

（3）六偶氮副品红（4% 盐酸副品红溶液）　称取副品红 1g，加入 2mol/L 盐酸 25ml，微加热溶解，过滤，放入 4℃ 冰箱保存。4% 亚硝酸钠溶液（用时现配）。

4% 盐酸副品红溶液和 4% 亚硝酸钠溶液 1：1 混合 1 分钟，溶液呈淡黄色，立即使用。

（4）基质液

1）A液 取 α-醋酸萘酚 10mg 加入乙二醇单甲醚 0.5ml 溶解，再加入 0.067mol/L 磷酸缓冲液（pH 7.6）8.9ml，加六偶氮副品红溶液 0.6ml 混匀，用 1mol/L NaOH 调 pH 为 6.1~6.5。

2）B液 将氯乙酸 AS-D 萘酚 1mg 溶解于 N,N-二甲基酰胺 0.5ml 中，加入 0.067mol/L 磷酸缓冲液（pH 7.4）9.5ml，加入坚固蓝 B 5mg 溶解混匀后过滤。

（5）复染液 10g/L 甲基绿水溶液，称取甲基绿 1g，加蒸馏水至 100ml。

【实验步骤】

（1）固定 新鲜涂片用固定液固定 30 秒，蒸馏水冲洗，晾干。

（2）染色 放入基质液 A 中作用 20 分钟，蒸馏水漂洗 3 次，晾干。再放入基质液 B 中作用 20 分钟，水洗，晾干。

（3）复染 甲基绿复染 5 分钟，水洗，晾干。

（4）显微镜镜检。

【实验结果】

α-醋酸萘酚酯酶阳性反应为红色颗粒，氯乙酸 AS-D 萘酚酯酶阳性反应为蓝色颗粒，均定位于细胞质中。

【注意事项】

（1）标本片要新鲜，陈旧标本酶活性会降低，取材后 2 天之内进行染色。

（2）染色后应及时观察，久置会褪色，因此染色后标本片不能长期保存。

（3）基质液必须现用现配，温度过低时应置于 37℃ 温箱内操作，以促使基质充分溶解。

（4）染色时间与温度应相对恒定，以便具有可比性。

（5）标本如不能立即染色，风干后放干燥器内 4℃ 冰箱保存。使用时将标本平衡到室温再取出染色，否则细胞易溶解变形。

二、α-丁酸萘酚酯酶与氯乙酸 AS-D 萘酚酯酶双染色（α-NBE 和 NAS-DCE）

【实验原理】

α-丁酸萘酚酯酶能分解 α-丁酸萘酚，产生 α-萘酚，再与六偶氮副品红偶联，形成红色颗粒，定位于胞质酶活性处；氯乙酸 AS-D 萘酚在氯乙酸 AS-D 萘酚酯酶作用下，释放出萘酚 AS-D，再与坚固蓝 B 偶联，形成蓝色颗粒，定位于胞质酶活性处。化学反应过程如下。

（1）α-丁酸萘酚 $\xrightarrow{\text{α-丁酸萘酚酯酶}}$ α-萘酚

α-萘酚 + 六偶氮副品红 $\longrightarrow$ 不溶性的红色颗粒定位于胞质酶活性处

（2）氯乙酸 AS-D 萘酚 $\xrightarrow{\text{氯乙酸 AS-D 萘酚酯酶}}$ AS-D 萘酚

AS-D 萘酚 + 坚固蓝 B $\longrightarrow$ 不溶性的蓝色偶氮沉淀定位于胞质酶活性处

【实验仪器和材料】

1. 器材 新鲜骨髓片或血片、染色缸、滴管、温箱、显微镜。

2. 试剂

（1）固定液　pH 6.6甲醛－丙酮缓冲液，配制方法同前，4℃冰箱保存。

（2）0.1mol/L磷酸缓冲液（pH 8.0）

A液：称取KH_2PO_4 1.361g加蒸馏水至100ml。

B液：称取$Na_2HPO_4 \cdot 2H_2O$ 1.78g或$Na_2HPO_4 \cdot 12H_2O$ 3.581g加蒸馏水至100ml。

取A液5ml，B液95ml混合，调pH为8.0。

（3）六偶氮副品红　配制方法同上。

（4）基质液

1）A液　将氯乙酸AS－D萘酚4mg溶解于N,N-二甲基酰胺0.5ml中，再与0.1mol/L磷酸缓冲液9.5ml（pH 8.0）、10mg坚固蓝B溶解，混匀并过滤。

2）B液　将α-丁酸萘酚0.01ml溶于0.5ml丙酮，再加入0.1mol/L磷酸缓冲液9.5ml（pH 8.0）、0.1ml六偶氮副品红溶液，混匀过滤。

（5）复染液　10g/L甲基绿水溶液，称取甲基绿1g，加蒸馏水至100ml。

【实验步骤】

（1）固定　新鲜干燥涂片用甲醛－丙酮固定液进行冷固定30秒，水洗，晾干。

（2）染色　置于基质液A中37℃作用20～30分钟，蒸馏水冲洗，晾干。然后浸入基质液B中37℃作用30分钟，水洗，晾干。

（3）复染　甲基绿复染5分钟，水洗，晾干。

（4）显微镜镜检。

【实验结果】

氯乙酸AS－D萘酚酯酶阳性反应为蓝色颗粒，α-丁酸萘酚酯酶阳性反应为红色颗粒，均定位于细胞质中。

【注意事项】

（1）标本片要新鲜，陈旧标本酶活性降低，应于取材后2天内完成染色。

（2）实验所用基质液应新鲜配制，温度过低时应置37℃温箱内操作，以促使基质充分溶解。

（3）染色时间与温度应相对恒定，以便结果具有可比性。

（4）标本如不能立即染色，风干后置于干燥器内4℃冰箱保存。使用时将标本平衡到室温再取出染色，否则细胞易溶解变形。

（5）涂片染色后要及时观察，久置会褪色，因此不能长期保存。

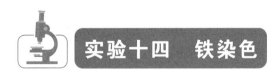

实验十四　铁染色

PPT

【实验目的】

掌握骨髓铁染色（bone marrow iron stain）的原理、方法和结果判读；熟悉注意事项；了解细胞外铁的分级标准和细胞内铁的分型标准。

【实验原理】

骨髓小粒中的含铁血黄素和巨噬细胞吞噬铁称为细胞外铁，其所含的三价铁与蛋白质结合较疏松，经稀盐酸处理后而游离，在酸性溶液中与亚铁氰化钾发生普鲁士蓝反应，生成蓝色亚铁氰化铁沉淀，定位于含铁的部位。细胞内铁也可用此方法检测，根据反应的强弱可了解骨髓中铁的含量。化学反应过程如下。

$$4Fe^{3+} + 3K_4[Fe(CN)_6] \longrightarrow Fe_4[Fe(CN)_6]_3 + 12K^+$$

【实验仪器和材料】

1. 器材　骨髓涂片、染色缸、滴管、水浴箱、显微镜。

2. 试剂

（1）固定剂　甲醇。

（2）酸性亚铁氰化钾溶液（临用前配制）　取 200g/L 亚铁氰化钾溶液 25ml 置于试管中，缓缓逐滴加入浓盐酸 5ml，边滴边用玻璃棒搅拌摇匀，待烟雾消失后，呈黄色透明液体，备用。如有白色沉淀，过滤或加少量亚铁氰化钾使白色沉淀消失。

（3）2g/L 核固红 - 硫酸铝溶液　取 2g 硫酸铝溶于 100ml 蒸馏水中，再加入 0.2g 核固红，置 37℃ 水浴中 1 小时并搅拌使其充分溶解，过滤后备用。

【实验步骤】

（1）固定　新鲜骨髓涂片用甲醇固定 10 分钟，自然晾干。

（2）染色　将固定后的涂片放入酸性亚铁氰化钾基质液中，37℃ 染色 30 分钟，蒸馏水冲洗后，晾干。

（3）复染　用核固红染液复染 10 ~ 15 分钟，流水冲洗，晾干。

（4）显微镜镜检。

【实验结果】

（1）幼稚红细胞核呈鲜红色，细胞质呈淡红色，铁粒呈蓝绿色或淡绿色。

（2）细胞外铁：用低倍镜观察骨髓涂片，尤其注意涂片尾部和骨髓小粒，注意蓝绿色颗粒的分布情况，一般将细胞外铁的染色结果分为五级标准（表 14 - 1）。

表 14 - 1　骨髓铁染色细胞外铁判定标准

实验结果	显微镜下表现
（-）	无颗粒
（+）	有少数铁颗粒或偶见铁小珠（颗粒体积大于嗜酸性粒颗粒）
（++）	有较多的铁颗粒或铁小珠
（+++）	有很多的铁颗粒、铁小珠和少数铁小块
（++++）	有极多铁颗粒、小珠，并有很多的小块，密集成堆

（3）细胞内铁：油镜下观察 100 个中、晚幼红细胞，计数细胞质中含铁颗粒的幼稚红细胞（铁粒幼红细胞）数，计算其阳性率。根据细胞内铁颗粒的数目、大小、染色深浅和颗粒分布的情况，将铁

粒幼红细胞分为四型，（表 14 - 2）。

表 14 - 2　骨髓铁染色铁粒幼红细胞分型

实验结果	细胞表现
Ⅰ 型	幼稚红细胞内含 1～2 个小铁颗粒
Ⅱ 型	幼稚红细胞内含 3～5 个小铁颗粒
Ⅲ 型	幼稚红细胞内含 6～10 个小铁颗粒，或 1～4 个大铁颗粒
Ⅳ 型	幼稚红细胞内含 10 个以上小铁颗粒，或 5 个以上大铁颗粒

环形铁粒幼红细胞：WHO 2016 修订版《造血与淋巴组织肿瘤分类》标准为幼稚红细胞胞质中含 5 个或 5 个以上的铁颗粒并环绕胞核核周 ≥1/3。

【注意事项】

（1）玻片需去铁处理：清洁液浸泡新玻片 24 小时，反复水洗，浸入 95% 乙醇中 24 小时，晾干，再浸泡在 5% 盐酸中 24 小时，用双蒸水反复浸洗玻片，取出烤干后备用。

（2）取材：一般选用盛骨髓液的涂片或骨髓小粒多的骨髓涂片作细胞外铁染色。取材不佳时往往会影响实验结果。

（3）固定时间：过长会导致阳性率降低。

（4）试剂配制：酸性亚铁氰化钾溶液须新鲜配制，如在配制过程中呈乳白色，为盐酸浓度过高，加入少量 20% 亚铁氰化钾即可。如仍有浑浊，应过滤备用。

（5）从基质液中取出的骨髓片，用小水流冲洗或冲洗玻片背侧面，以免冲掉骨髓小粒。

（6）盐酸浓度过低，会导致阳性率降低。

（7）已做过 Wright 染色的骨髓片，浸入甲醇中至颜色退去，可再行铁染色。

（8）2g/L 核固红如有沉淀，过滤后可以继续使用。

（杨倩倩　陆　桥）

第三章 红细胞疾病检验

 实验十五 缺铁性贫血形态检查

微课/视频1　PPT

【实验目的】

掌握缺铁性贫血（iron deficiency anemia，IDA）血象、骨髓象特点；能够正确书写IDA骨髓检查报告单。

【实验仪器和材料】

1. 器材　光学显微镜、香柏油、油镜清洗剂和擦镜纸等。

2. 标本　IDA血涂片及骨髓涂片。

【实验步骤】

低倍镜下找合适观察区域，油镜下对血涂片、骨髓涂片进行细胞形态学观察。

（一）血象

（1）红细胞和血红蛋白减少，呈典型小细胞低色素性贫血血象特点。成熟红细胞大小不等，以小细胞为主，中央淡染区扩大，严重者可见胞质边缘呈红色，也称环形红细胞或面包圈样红细胞；红细胞形态不一，偶见靶形红细胞、不规则形红细胞等异常形态红细胞。

（2）白细胞数量无明显变化，各类白细胞比例及形态无明显异常。如贫血由寄生虫病引起则可见嗜酸性粒细胞增多。

（3）血小板易见，数量一般正常，形态大致正常。

（二）骨髓象

1. 骨髓有核细胞　增生活跃或明显活跃，粒红比值降低。

2. 红细胞系统

（1）红系增生活跃或明显活跃，常以中、晚幼红细胞增生为主，常>30%。

（2）增生的红细胞可见明显的形态异常。其胞体小；胞质量少而着色偏蓝，边缘不整，呈锯齿状或如破布样；胞核小而致密、深染，呈"核老质幼"的核质发育不平衡改变。易见红系分裂象。

（3）成熟红细胞形态特点同血象。

3. 粒系细胞　数量相对减少，形态无明显改变。如贫血由寄生虫病引起者，可见各阶段嗜酸性粒细胞增多。

4. 巨核细胞　数量和形态无明显改变，血小板数量、形态一般正常。

5. 淋巴系、单核系及其他细胞　无明显异常。

【实验结果】

形态学符合IDA血象及骨髓象。

【注意事项】

在对缺铁性贫血进行形态学观察时，应注意以下几点。

（1）幼红细胞缺铁样改变并非缺铁性贫血所独有，做骨髓象检查时应同时做骨髓铁染色，缺铁性贫血时细胞外铁明显减少或缺如，细胞内铁明显减少。

（2）应选择合适的部位进行形态观察，否则会导致检查结果失真。如在片尾，幼红细胞胞体增大，胞质量大致正常，甚至出现成熟红细胞淡染区消失现象。

（3）"核老质幼"改变的幼红细胞易误认为淋巴细胞，注意两者的鉴别。

（4）骨髓检查时应注意观察有无嗜多色性红细胞、嗜碱性点彩红细胞、Howell - Jolly 小体、细胞分裂象等改变。

（5）书写骨髓报告时，应将红系置于首位描述，详细描述幼红细胞比例、形态特点和成熟红细胞的形态特点。

 实验十六　巨幼细胞贫血形态检查

微课/视频 2　　　PPT

【实验目的】

掌握巨幼细胞贫血（megaloblastic anemia，MA）血象、骨髓象特点；能够正确书写 MA 骨髓检查报告。

【实验仪器和材料】

1. 器材　光学显微镜、香柏油、油镜清洗剂和擦镜纸等。

2. 标本　MA 血涂片及骨髓涂片。

【实验步骤】

低倍镜下找合适观察区域，油镜下对血涂片、骨髓涂片进行细胞形态学观察。

（一）血象

（1）红细胞和血红蛋白减少、红细胞形态异常，呈大细胞性贫血血象特点。成熟红细胞大小不等，以大细胞为主，细胞深染。可见巨红细胞、点彩红细胞、Howell - Jolly 小体、各种异形红细胞及有核红细胞。

（2）白细胞数正常或减低，中性粒细胞胞体偏大，可见核右移现象，5 叶以上的中性粒细胞可 >5%，分叶多者可达 6~9 叶及以上。偶见中性中幼粒、晚幼粒细胞。

（3）血小板数正常或减低，可见巨大血小板。

（二）骨髓象

1. 骨髓有核细胞　增生活跃或明显活跃，粒红比值降低，以粒、红、巨三系细胞均发生巨幼变为特征。

2. 红细胞系统

（1）红系增生活跃或明显活跃。

（2）正常形态的幼红细胞明显减少，各阶段巨幼红细胞均可见，常以巨中、巨晚幼红居多，比例可＞10%。巨幼变的红细胞大小不一，一般胞体较大；核大，着色较正常幼红细胞浅淡，可见核畸形、碎裂和多核现象；染色质疏松，副染色质明显；胞质丰富，较核发育成熟，呈"核幼质老"的核质发育不平衡表现。胞核的形态和"核幼质老"的改变是识别细胞巨幼变的两大要点。核分裂象、Howell-Jolly 小体、嗜碱性点彩红细胞易见。

（3）成熟红细胞形态同外周血象。

3. 粒系细胞　略有增生或正常，比例相对降低。中性粒细胞自中幼粒以后各阶段均可见巨幼变，以巨晚幼粒和巨杆状核粒细胞多见。其体积增大，胞质内颗粒减少，可见空泡，胞核肿胀，粗大，染色质疏松；可见中性分叶核粒细胞核右移现象，也可见巨多分叶核中性粒细胞。

4. 巨核细胞　数量正常或减少，可见形态异常，如胞体巨大、分叶过多、核碎裂、胞质内颗粒减少等；血小板数量正常或减少，可见巨大血小板。

【实验结果】

形态学符合 MA 血象及骨髓象。

【注意事项】

巨幼细胞贫血形态观察时，应注意以下几点。

（1）观察红系与粒系细胞有无巨幼变，粒系巨幼变常比红系巨幼变更有价值：①粒系细胞的巨幼样变是 MA 的早期表现，原因是粒细胞寿命短，细胞更新快；②粒系细胞巨幼样变可作为治疗后患者诊断依据。治疗后，巨幼红细胞在用药 48 小时后已转为正常形态；巨幼样变的粒细胞消失需 1～2 周。若骨髓检查无巨幼红细胞改变，仅有粒系巨幼样变和大量椭圆形巨红细胞的存在也应考虑巨幼细胞贫血的诊断；③粒系细胞巨幼样变可作为少数妊娠引起的重症 MA 患者诊断依据。重症 MA 患者骨髓中红系增生不良，幼红细胞少见或难见，巨核细胞亦明显减少，但若有大量的巨幼样变粒系细胞，仍可做出巨幼细胞贫血的诊断。

（2）若巨幼细胞贫血患者同时存在铁缺乏，可合并缺铁性贫血。此时的红细胞系统形态学变化因两类贫血可相互"掩盖"导致各自的特征不明显，可见红系细胞形态呈双相性，但粒系细胞的巨幼样变无法被掩盖。骨髓铁染色可见细胞外铁阴性，内铁减少；血清铁蛋白减少。叶酸和（或）维生素 B_{12} 减少。

 实验十七　再生障碍性贫血形态检查

PPT

【实验目的】

掌握再生障碍性贫血（aplastic anemia，AA）血象、骨髓象特点；能够正确书写 AA 骨髓检查报告。

【实验仪器和材料】

1. 器材　光学显微镜、香柏油、油镜清洗剂和擦镜纸等。
2. 标本　AA 血涂片及骨髓涂片。

【实验步骤】

低倍镜下找合适观察区域，油镜下对血涂片、骨髓涂片进行细胞形态学观察。

（一）血象

（1）全血细胞明显减少，淋巴细胞相对增多，多为小淋巴细胞。

（2）红细胞和血红蛋白明显减少，呈正细胞正色素性贫血特点，成熟红细胞形态大致正常。网织红细胞绝对值降低。

（3）白细胞数量明显减少，形态大致正常，分类中性粒细胞减少明显，淋巴细胞比例相对增多。

（4）血小板减少，可见血小板体积减小。

（二）骨髓象

（1）骨髓有核细胞增生减低或极度减低，粒红比值一般正常，骨髓造血细胞数量明显减少。

（2）红细胞系统、粒细胞系统各类细胞明显减少、巨核细胞系减少或缺如；各系原始、幼稚细胞明显减少或缺如，以成熟或接近成熟阶段细胞为主，细胞形态无明显异常。

（3）淋巴细胞比例相对增高，多为小淋巴细胞。

（4）骨髓中非造血细胞（包括浆细胞、肥大细胞、组织细胞等）比例增高，可 > 50%，可成堆出现。

（5）骨髓小粒常呈空网状结构或为一团纵横交错的纤维网，其中造血细胞少见，大多为非造血细胞。

【注意事项】

对再生障碍性贫血形态观察时，应注意以下几点。

（1）AA 患者骨髓穿刺液稀薄，骨髓涂片表面可见脂肪滴明显增多。

（2）急性 AA 的骨髓象一般比较典型，慢性 AA 三系造血细胞减少的程度不及急性 AA 严重，可有散在增生灶存在，如穿刺此部位，骨髓可表现为有核细胞增生活跃，红系可有代偿性增生，核高度固缩的"炭核"样晚幼红细胞多见，但巨核细胞明显减少或缺如，此为诊断再生障碍性贫血的要点之一，有时需多部位、多次穿刺才可诊断。

（3）AA 患者骨髓中有核细胞数量少，且穿刺时易出现"干抽"现象。因此需全片观察，注意有无骨髓特有细胞（浆细胞、肥大细胞、组织细胞等），注意观察片子尾部有无成堆出现的肿瘤细胞，以免误诊或漏诊，必要时行骨髓活检。

 实验十八　溶血性贫血形态检查

PPT

【实验目的】

掌握溶血性贫血（hemolytic anemia，HA）血象、骨髓象特点；能够正确书写 HA 骨髓检查报告。

【实验仪器和材料】

1. 器材　光学显微镜、香柏油、油镜清洗剂和擦镜纸等。

2. 标本 HA 血涂片及骨髓涂片。

【实验步骤】

低倍镜下找合适观察区域，油镜下对血涂片、骨髓涂片进行细胞形态学观察。

（一）血象

（1）红细胞和血红蛋白减少、网织红细胞数量明显增多。成熟红细胞形态异常，可见大小不均、嗜多色性、嗜碱性点彩红细胞及红细胞碎片、有核红细胞（以晚幼红和中幼红细胞为主）等，部分可见红细胞异常结构，如 Howell – Jolly 小体、Cabot 环等。不同种类的溶血性贫血，可见不同类型的异形红细胞，如球形红细胞、椭圆形红细胞、口形红细胞、靶形红细胞、棘形红细胞等。

（2）白细胞数量常增多，可见中性粒细胞核左移现象。

（3）血小板数量常增多。

（二）骨髓象

（1）骨髓有核细胞增生明显活跃，粒红比值降低或倒置。

（2）红系细胞显著增生，以中、晚幼红细胞增多为主，增生的红细胞常出现形态异常。可见胞核畸形，胞质中可见红细胞异常结构如 Howell – Jolly 小体、Cabot 环及嗜碱性点彩等。核分裂象易见。成熟红细胞形态同血象。

（3）粒细胞系、巨核细胞系等其他系列细胞形态、比例多无明显异常。

【注意事项】

溶血性贫血的病因较复杂，形态学检查对诊断和鉴别诊断有特殊意义。如：球形红细胞增多常见于遗传性球形红细胞增多症或自身免疫性溶血性贫血；裂红细胞增多同时伴小球形红细胞，对于诊断机械性溶血性贫血较特异；靶形红细胞增多常见于珠蛋白生成障碍性贫血和不稳定血红蛋白病。因此一定要注意观察红细胞形态。但仅仅通过血象或骨髓象检查在通常情况下不能够确诊，溶血性贫血的诊断更多时候还需结合其他特殊试验进行确诊。

实验十九　血浆游离血红蛋白检测

PPT

【实验目的】

掌握血浆游离血红蛋白检测的原理、方法、结果计算及注意事项。

【实验原理】

血红蛋白中亚铁血红素有类似过氧化酶活性，可催化 H_2O_2 释放出新生态氧，并氧化无色的邻甲联苯胺变为蓝紫色。根据显色深浅，以已知浓度的标准血红蛋白溶液作标准进行比较，可测出血浆游离血红蛋白的量。

【实验仪器和材料】

1. 器材 分光光度计、37℃水浴箱、离心机、试管、吸管等。

2. 试剂

（1）邻甲联苯胺溶液 称取邻甲联苯胺 0.2g，溶于 60ml 冰乙酸中，加蒸馏水至 100ml，4℃避光保存。

（2）1% 过氧化氢溶液 由 3% 过氧化氢液稀释而成。

（3）10% 乙酸溶液。

（4）HGB 标准应用液 正常人抗凝血离心去血浆，生理盐水洗涤红细胞 3 次后，在压积红细胞中加入等体积的蒸馏水和半量体积的四氯化碳或三氯甲烷（氯仿），猛烈振摇 5 ~ 6 分钟，高速离心（12000r/min，2 分钟），分离上层深红色液体即为 HGB 溶液。用氰化高铁血红蛋白（HiCN）方法测定血红蛋白浓度，并用生理盐水调节 HGB 至 100g/L 浓度，作为 HGB 贮存标准液，于 4℃低温冰箱保存。用时用生理盐水稀释成 100mg/L 的 HGB 标准应用液。

【实验步骤】

（1）抽取静脉血，分离血浆。

（2）取 3 只试管分别作为标准管、测定管和空白管按下表操作（表 19 - 1）。

表 19 - 1　血浆游离血红蛋白测定操作步骤

加入物（ml）	测定管	标准管	空白管
邻甲联苯胺液	0.5	0.5	0.5
血红蛋白标准液	—	0.02	—
受检血浆	0.02	—	—
1% 过氧化氢	0.5	0.5	0.5
混匀后室温放置 10 分钟			
10% 乙酸溶液	5.0	5.0	5.0
室温静置 10 分钟			

（3）用分光光度计，波长为 435nm，空白管调零，测定标准管和测定管的吸光度。

（4）计算

$$血浆游离血红蛋白(mg/L) = (测定管吸光度/标准管吸光度) \times 100(mg/L)$$

【实验结果】

实际测量值。

【注意事项】

（1）试验中避免器皿被血红蛋白污染，所用试管、吸管等玻璃制品使用前用 10% 盐酸浸泡 24 小时，并用蒸馏水冲洗干净待用，以免出现假阳性结果。

（2）静脉采血和分离血浆时应严格防止体外溶血，如测定管吸光度超过 0.6，应将样本稀释后重新测定。

（3）由于机体对血浆游离 HGB 有多种处理机制，动物实验证明，急性血管内溶血发生后 2 小时，其血浆中游离 HGB 含量可减低一半。因此本试验应于溶血后即时取样检验，且应注意采样及分离血浆过程不得发生溶血。

实验二十　红细胞渗透脆性试验

PPT

【实验目的】

掌握红细胞渗透脆性试验的原理、方法、结果判断及注意事项。

【实验原理】

红细胞对低渗盐溶液具有一定抵抗力，红细胞渗透脆性试验（erythrocyte osmotic fragility test）是检测红细胞对不同浓度低渗盐溶液抵抗力的一种半定量试验。将红细胞悬浮于低渗盐溶液中，在渗透压的作用下水渗入红细胞内，红细胞逐渐膨胀达一定程度后破裂，发生渗透性溶血即红细胞渗透脆性，其主要取决于红细胞的表面积与体积之比。表面积（S）大而体积小（V）者对低渗溶液的抵抗力较大（脆性较小），反之则抵抗力较小（脆性增加），可用 NaCl 溶液浓度的高低来衡量红细胞渗透脆性。

【实验仪器和材料】

1. 器材　试管架、小试管 24 支、吸管、吸球、注射器、分析天平等。

2. 试剂　1% NaCl 溶液：精确称取 NaCl 1.0g，加少量蒸馏水溶解，用蒸馏水定容于 100ml 容量瓶中。

【实验步骤】

（1）取试管 12 支，编号后依次排列在试管架上，按下表配制不同浓度的 NaCl 溶液（表 20 - 1）。

（2）干燥无菌注射器抽取待检者静脉血液，立即向各管中加入 1 滴（中度以上贫血的标本加 2 滴），轻轻混匀；以同样方法取正常人血加于正常对照组试管（数量、编号及加样同待检者）。

（3）待检者及对照各试管室温下静置 2 小时后，观察结果。

表 20 - 1　不同浓度 NaCl 溶液的配制

试剂（ml）	试管号											
	1	2	3	4	5	6	7	8	9	10	11	12
171.1mmol/LNaCl 溶液	1.70	1.60	1.50	1.40	1.30	1.20	1.10	1.00	0.90	0.80	0.70	0.60
蒸馏水	0.80	0.90	1.00	1.10	1.20	1.30	1.40	1.50	1.60	1.70	1.80	1.90
NaCl 浓度（mmol/L）	116.3	109.4	102.6	95.8	88.9	82.1	75.2	68.4	61.6	54.7	47.9	41.0
NaCl 浓度（g/L）	6.8	6.4	6.0	5.6	5.2	4.8	4.4	4.0	3.6	3.2	2.8	2.4

【实验结果】

管中上清液开始出现透明红色为开始溶血。从高浓度管开始观察，根据各管中液体颜色和浑浊度的不同，判断红细胞脆性。

未发生溶血：试管液体下层为浑浊红色，上层为无色。

开始溶血管：上清液初现浅红色，管底尚有多量未溶红细胞。

完全溶血管：全管溶液皆呈深红色，管底无红细胞或余红细胞残骸。

【注意事项】

（1）氯化钠必须干燥后准确称量，要求新鲜配制，以免水分蒸发，改变离子浓度。

（2）试验过程中严格避免人为因素造成红细胞破裂而使结果出现假阳性。所有器具要求清洁干燥。

（3）向试管中滴加血液时，注射器针头斜面向上，而且保持注射器角度一致，避免用力挤压，血液必须直接滴入试剂中，不可沿管壁注入。混匀时动作要轻。

（4）抗凝剂最好选用肝素，避免使用枸橼酸盐、草酸盐和 EDTA 盐抗凝，以免增加离子浓度，改变溶液渗透压。

（5）黄疸及重度贫血患者，结果常较难判断，可取肝素抗凝血，离心去血浆，用生理盐水洗涤，并配成 50% 的红细胞悬液再检测。

（6）在白色背景下观察结果，判断完全溶血管时可吸取试管底部悬液 1 滴在显微镜下观察；或者 1000r/min，离心 1 分钟后观察。

（7）每次试验均应做正常对照，其结果应在正常范围内。被检者与正常对照者开始溶血管 NaCl 溶液浓度相差 0.4g/L 即有诊断价值。

（8）某些中药如当归等可明显减低红细胞渗透脆性，磁场、紫外线、射频亦可降低红细胞渗透脆性。

（9）该方法简单、实用，但应严格控制血液和 NaCl 溶液之比为 1：25，同时防止血液标本在体外溶血，否则将影响试验的准确度。

（10）本试验敏感性较差，需结合其他实验室检查结果进行综合分析。

 ## 实验二十一　酸化血清溶血试验

微课/视频 3　　　PPT

【实验目的】

掌握酸化血清溶血试验（acidified – serum hemolysis test）的原理、方法、结果判断及注意事项。

【实验原理】

酸化血清溶血试验又称 Ham 试验。PNH 患者的红细胞由于膜有缺陷，对补体敏感性增高，在酸化的正常血清中（pH 6.4～6.6），经 37℃ 孵育，易破坏溶血。

【实验仪器和材料】

1. 器材　37℃ 孵箱、离心机、试管、移液器、吸管等。

2. 试剂

（1）0.2mol/L HCl。

（2）生理盐水。

【实验步骤】

（1）取与待检标本相同血型正常人和患者静脉血 3ml 缓慢注入有 2～5 个清洁玻璃珠的三角烧瓶

内，轻轻不断摇动，至纤维蛋白出现并附着于玻璃珠上时为止，脱去纤维蛋白。

（2）将以上脱纤维蛋白血液加入 3 倍生理盐水，一次性试管轻轻吹打混匀洗涤，洗涤后离心（每次 1200r/min，5 分钟），重复洗涤步骤 3 次，最后一次离心 10 分钟，弃上清，用生理盐水配制成 50% 红细胞悬液。

（3）取 AB 型或与待检标本同型正常人静脉血 3～5ml，自然凝固后分离血清。

（4）取试管 2 支，按下表操作（表 21－1）。

表 21－1　酸化血清溶血试验操作步骤

反应物（μl）	试验管	对照管
正常人血清	500	500
0.2mol/L HCl	50	50
患者 50% 红细胞悬液	25	—
正常人 50% 红细胞悬液	—	25

（5）试管加塞后置 37℃ 温箱中孵育 1 小时后直接观察有无溶血现象或低速（800r/min，5 分钟）离心后观察上清有无溶血现象。

【实验结果】

结果判断：对照管不溶血、试验管溶血为阳性；对照管和试验管均不溶血为阴性。

【注意事项】

（1）常用抗凝剂中的 Na^+、K^+ 可影响试验结果，故本试验常选用去纤维蛋白血。

（2）血清酸化后需密封试管口，避免 CO_2 逸出而降低血清的酸度，导致溶血能力减低。

（3）试验用血清必需新鲜，以免补体失活，造成假阴性结果。

（4）试验所需器皿要干燥，红细胞悬液要直接滴入试管中，不要沿管壁流下，以免溶血，出现假阳性结果。

（5）若患者经多次输血，其血中所含的对补体敏感红细胞将相对减少，可呈弱阳性或阴性，对此可延长孵育时间（4～6 小时），再观察有无溶血。

（6）球形红细胞在酸化血清中可呈假阳性反应。血清加热灭活补体后再做试验，遗传性球形细胞增多症患者血清仍呈阳性反应。

（7）某些严重的自身免疫性溶血性贫血可呈阳性反应。

（8）该试验特异性强，但敏感性略低，对于 Ham 试验阴性、溶血原因不明者可反复做 Ham 试验，并结合其他的检查方法综合判断。

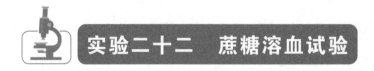

实验二十二　蔗糖溶血试验

PPT

【实验目的】

掌握蔗糖溶血试验的检测原理、方法、结果判断及注意事项。

【实验原理】

蔗糖溶液离子强度低，孵育后可促进补体与红细胞膜结合，损伤对补体敏感的红细胞膜，蔗糖溶液进入红细胞内引起红细胞膜破裂，发生溶血。

【实验仪器和材料】

1. 器材 水浴箱、离心机、分光光度计、试管、吸管。

2. 试剂

（1）10%蔗糖溶液 蔗糖10g，加蒸馏水100ml，4℃保存。

（2）正常血清 采用与患者同型的正常人血清或AB型新鲜血清。

（3）待检者50%红细胞悬液 取待检者抗凝血经生理盐水洗涤待3次后，再用生理盐水配成。

（4）0.01mol/L氢氧化铵溶液。

（5）生理盐水。

【实验步骤】

（1）加样：取4支试管，按下表操作（表22-1）。

表22-1 蔗糖溶血试验操作表

试剂与标本（ml）	①管	②管	③管	④管
正常血清	0.05	—	0.05	—
10%蔗糖溶液	0.9	0.95	0.95	—
待检者红细胞悬液	0.05	0.05	—	0.05
氢氧化铵溶液	—	—	—	0.95

（2）置37℃水浴中30分钟后取出。先用肉眼观察有无溶血现象，然后每管加生理盐水4ml，1500r/min离心5分钟，取上清液。以蒸馏水为空白管，于540nm波长处进行比色。

【实验结果】

1. 定性试验 溶血为阳性，无溶血现象为阴性。

2. 定量试验 按以下公式计算结果。

$$溶血率(\%) = \frac{管①吸光度 - 管②吸光度 + 管③吸光度}{管④吸光度 - 管②吸光度} \times 100\%$$

【注意事项】

（1）注射器、试管应清洁、干燥。

（2）采血应顺利，避免溶血而致结果假阳性。

（3）血清必须新鲜，否则补体含量太少可出现假阴性；正常血清所含补体系统异常，也可出现假阴性。加入血清量过多则可出现假阳性。

（4）每次试验应同时做正常对照。

（5）部分巨幼细胞贫血、再生障碍性贫血、自身免疫性溶血性贫血和遗传性球形红细胞增多症等可见弱阳性反应或溶血率在1%~5%之间。

（6）本试验敏感性高，但特异性不强，可作为 PNH 的简易筛选试验，阴性可排除 PNH，阳性应再做酸化血清溶血试验以确诊。

 实验二十三　葡萄糖-6-磷酸脱氢酶活性检测

PPT

【实验目的】

掌握 Zinkham 法测定葡萄糖-6-磷酸脱氢酶（G-6-PD）活性的原理、方法、结果计算及注意事项。

【实验原理】

红细胞中 G-6-PD 可催化葡萄糖-6-磷酸转化成 6-磷酸葡萄糖酸，同时烟酰胺腺嘌呤二核苷磷酸（$NADP^+$）转变成还原型 NADPH（还原型辅酶Ⅱ），生成的 NADPH 在 340nm 处有一吸收峰。通过测定 $NADP^+$ 在单位时间内还原成 NADPH 的量，换算出红细胞内 G-6-PD 活性。

【实验仪器和材料】

1. 器材　恒温分光光度计、水浴箱、离心机、试管等。

2. 试剂

（1）溶血素　毛地黄皂苷 16mg 溶于 80ml 蒸馏水中，过滤后加入 1mg NADP。

（2）3.8mmol/L NADP　NADP 钠盐（$NADP-Na_2$）0.29g，加蒸馏水 100ml。

（3）0.5mol/L Tris 缓冲液（pH 7.5）　Tris 6.05g 加入 70ml 蒸馏水摇匀溶解，以 HCl 调节 pH 至 7.5，加蒸馏水至 100ml。

（4）0.63mol/L 氯化镁溶液　1.28g 氯化镁溶于 100ml 蒸馏水中。

（5）33mmol/L 葡萄糖-6-磷酸（G-6-P）液　931mg G-6-P 钠盐溶于 100ml 蒸馏水中。

（6）生理盐水。

【实验步骤】

（1）制备红细胞悬液　取抗凝血 2ml，用生理盐水洗涤红细胞 3 次（1500r/min，离心 5 分钟），除去上清液和乳白层，加入等体积的生理盐水制成红细胞悬液。

（2）制备溶血液　取上述红细胞悬液 50μl 加入溶血素 500μl，混匀后放置 10 分钟，待完全溶血后作为溶血液。

（3）加样　取光径 1cm 的比色杯，按下表操作（表 23-1）。

表 23-1　G6PD 活性测定操作表（Zinkham 法）

试剂	对照管	测定管
NADP 液（ml）	0.1	0.1
Tris 液（ml）	0.1	0.1
氯化镁溶液（ml）	0.1	0.1
蒸馏水（ml）	0.68	0.58

续表

试剂	对照管	测定管
G-6-P 液（ml）	—	0.1
37℃预热 10 分钟		
溶血液（μl）	20	20

（4）比色　加入溶血液后，立即于 340nm 处测定各管吸光度（37℃恒温），以对照管调零，每分钟记录 1 次吸光度的变化。

（5）计算

$$G\text{-}6\text{-}PD\,活性(\,U/g\,Hb\,) = \Delta A/\min \times \frac{1000}{6.22} \times \frac{1000}{20} \times \frac{1}{Hb\,(g/L)}$$

$\Delta A/\min$：每分钟吸光度的平均变化值。

$1000/6.22$：为 NADPH 微摩尔消光系数。

$1000/20$：总容量与溶血液的量之比。

Hb：溶血液的 Hb 浓度。

【注意事项】

（1）G-6-PD 在红细胞中含量最丰富，血清中含量极少。Mg^{2+} 是 G-6-PD 的激活剂，Cu^{2+} 和 Zn^{2+} 对其有轻度抑制作用，Hg^{2+} 及对氯汞苯甲酸能完全抑制其活性，且谷胱甘肽和半胱氨酸不能恢复其活性。碘醋酸、草酸、氰化物、氟化物、EDTA 及肝素对其活性无影响。

（2）G-6-PD 活性在全血标本中较稳定，但溶血后不稳定，在室温下会降低，故溶血液制备后应立即测定。否则应贮存于 0 ~ 4℃，且不超过 6 小时。

（3）所用试剂应为分析纯，配成溶液后冷藏贮存，时间不宜超过 2 周。

（4）溶血素在 4℃保存不宜超过 8 小时，在 -20℃保存不宜超过 48 小时。

（5）制备溶血液时，离心去上清务必吸去剩余的白细胞层。

（6）缓冲液的 pH、试剂及溶血液加入量、测定时间均应准确。

（7）若连续 6 次吸光度测定时，各 $\Delta A/\min$ 间相差较大，应增加读数次数，直至连续 5 次 $\Delta A/\min$ 读数接近为止。

（8）肝素抗凝标本应在 12 小时内测定，ACD 抗凝标本可冷藏保存 3 ~ 5 天。

（9）本法是 WHO 推荐方法，特异性强、敏感度高，临床用于溶血性贫血的鉴别诊断。但在溶血高峰期及恢复期，该酶活性可正常或接近正常，应离心去除衰老红细胞后再检测，2 ~ 4 个月后复查。

 实验二十四　丙酮酸激酶活性检测

PPT

【实验目的】

掌握丙酮酸激酶（PK）活性测定的原理、方法、注意事项。

【实验原理】

根据 PK 在二磷酸腺苷（ADP）存在下可催化磷酸烯醇式丙酮酸（PEP）转化成丙酮酸，丙酮酸在乳酸脱氢酶（LD）作用下转化为乳酸，同时使 NADH 转化为 NAD^+。NADH 在 340nm 波长下有一特定吸收峰，而 NAD^+ 没有吸收峰，通过测定 340nm 波长下 NADH 吸光度减少的速率，推算出 PK 活性。

【实验仪器和材料】

1. 器材 恒温分光光度计、水浴箱、离心机、试管等。

2. 试剂

（1）pH 8.0 的 1mol/L Tris – 盐酸缓冲液（含 5mmol/L EDTA）。

（2）1mol/L 氯化钾溶液。

（3）0.1mol/L 氯化镁溶液。

（4）2mmol/L NADH 溶液：NADH 1.4mg 溶于 1ml 蒸馏水中。

（5）30mmol/L ADP 溶液：ADP – Na_2 150mg 溶于 5ml 蒸馏水中。

（6）60U/ml LDH 溶液：将 LDH 液活性单位调至 60U/ml。

（7）50mmol/L PEP 溶液：24.05mg 磷酸烯醇式丙酮酸氨盐溶于 1ml 蒸馏水中，4℃ 冷藏备用。

【实验步骤】

1. 制备血红蛋白液 取肝素抗凝血 3.5ml，加右旋糖酐 1ml，静置后弃去血浆。再加右旋糖酐 1ml、生理盐水补足至 4.5ml 后洗涤红细胞（1500 r/min，离心 5 分钟，吸去上清），反复洗涤 4~6 次，再将无白细胞的红细胞用生理盐水洗 2 次。加入冰浴的蒸馏水，制成 1∶20 的溶血液，测定血红蛋白浓度。冰浴备用。

2. 加样 在 1ml 反应系统中按下表加入试剂及标本（表 24–1）。

表 24–1 PK 活性测定操作表

试剂	对照（μl）	高 PEP 浓度（μl）	低 PEP 浓度（μl）
1mol/L Tris – 盐酸缓冲液	100	100	100
1mol/L 氯化钾溶液	100	100	100
0.1mol/L 氯化镁溶液	100	100	100
2mmol/L NADH 溶液	100	100	100
30mmol/L ADP 溶液	—	50	20
60U/ml LDH 溶液	100	100	100
1∶20 溶血液	20	20	20
蒸馏水	380	330	455
混匀，37℃ 水浴 10 分钟			
50mmol/L PEP 溶液	100	100	5

3. 比色 在 37℃ 恒温条件下，波长 340nm 处，蒸馏水调零，每分钟测定 1 次吸光度，连续测定 10 分钟。

【实验结果】

计算：

$$PK\ 活性(U/gHb) = \frac{100 \times \Delta A \times Vc}{Hb \times 6.22 \times V_H}$$

ΔA：每分钟的吸光度变化。

Vc：测定体系的总体积，本试验为 1ml。

Hb：溶血液的血红蛋白浓度。

6.22：1mmol/L 的 NADH 在 340nm 的吸光度值。

V_H：加入溶血液的量，本试验为 20μl。

【注意事项】

（1）血液标本要新鲜；试剂 pH 和试验温度要准确。

（2）白细胞、血小板等 PK 活性相当高，洗涤时必须尽量去除。

（3）PK 为变构酶，在低 PEP 浓度时，PK 活性可被微量果糖 – 1,6 二磷酸（FDP）刺激而增高。在低 PEP 浓度测定 PK 活性时，加入 FDP，有助于对在高 PEP 浓度时酶活性测定接近正常的 PK 变异型的诊断，故当高 PEP 浓度测定结果不易判断时，可在低浓度 PEP 试验管中加入 50μl 10mmol/L FDP 溶液进行检测。

（4）若检测采用光径 1cm 以上的比色杯，反应体系中各试剂用量应按倍数增加。开始测定时，以对照杯为基准，将分光光度计读数调至 0.4~0.5 的范围，以备低吸光度样品的测定。

 # 实验二十五 高铁血红蛋白还原试验

PPT

【实验目的】

掌握高铁血红蛋白还原试验（MHb – RT）的检测原理、方法、注意事项。

【实验原理】

红细胞中的 G–6–PD 可使 6–磷酸葡萄糖转变为 6–磷酸葡萄糖酸，同时催化 $NADP^+$ 转化为 NAD-PH。NADPH 是高铁血红蛋白还原酶的辅酶，在递氢体亚甲蓝和高铁血红蛋白还原酶的作用下，使暗褐色的高铁血红蛋白（MHb）还原为红色的亚铁血红蛋白。G–6–PD 缺乏的红细胞由于 NADPH 生成减少或缺乏，高铁血红蛋白不被还原或还原速度减慢，仍保持 MHb 的褐色。通过观察溶液颜色的变化，或测定 MHb 被还原的量和速度，反映红细胞内 G–6–PD 的活性。

【实验仪器和材料】

1. 器材 分光光度计、水浴箱、离心机、吸管、试管等。

2. 试剂

（1）0.18mol/L 亚硝酸钠 – 葡萄糖溶液 亚硝酸钠 1.25g，葡萄糖 5g，加蒸馏水至 100ml，置棕色瓶中 4℃保存。

（2）0.4mmol/L 亚甲蓝溶液亚甲蓝（含 3 个结晶水） 15mg 放入研钵中，加少量蒸馏水研磨后过滤，再加蒸馏水至 100ml。

（3）0.02mol/L 磷酸盐缓冲液（pH 7.4） Na_2HPO_4 229.5mg、KH_2PO_4 52.2mg，加蒸馏水至 100ml。

（4）反应液 将 0.18mol/L 亚硝酸钠 – 葡萄糖溶液和 0.4mmol/L 亚甲蓝溶液 1∶1 充分混合。

【实验步骤】

（1）取枸橼酸钠抗凝血 2ml，加入葡萄糖 20mg，混匀后 1500r/min 离心 5 分钟，弃去部分血浆，调整血细胞与血浆比例至1∶1后再混匀。

（2）取上述处理后血标本1ml，加反应液0.1ml，颠倒混合15～20次，使之与空气中的氧充分接触。

（3）加塞，37℃水浴作用3小时，同时将未加反应液的血标本同样放于37℃水浴3小时。

（4）取孵育后混匀的标本0.1ml，加入10ml pH 7.4的磷酸盐缓冲液中混匀，放置2分钟，以磷酸盐缓冲液调零，在波长635nm处（或红色滤光板）测定吸光度（SA）。

（5）取未加反应液的孵育标本0.1ml，加于10ml pH 7.4的磷酸盐缓冲液中混匀，放置2分钟，同上方法测定吸光度（B）。再于此液中加入0.18mol/L亚硝酸钠－葡萄糖溶液5滴摇匀，放置5分钟后，测定吸光度（ST），作为高铁血红蛋白的对照。

【实验结果】

$$高铁血红蛋白还原率(\%) = (1 - \frac{SA - B}{ST - B}) \times 100\%$$

$SA - B$：还原后高铁血红蛋白的吸光度。

$ST - B$：还原前高铁血红蛋白的吸光度。

$(SA - B)/(ST - B)$：还原后剩余高铁血红蛋白的比值。

【注意事项】

（1）测定吸光度时，要求ST应比B大8倍以上。

（2）血细胞比容低于0.3时，高铁血红蛋白还原率显著降低，故贫血者应调整血细胞比容至0.35～0.40，以免比容过低导致结果假阳性。

（3）细菌污染可产生亚硝酸盐造成结果假阳性，故应确保实验器材无菌。

（4）标本不应有凝血或溶血，以免影响测定结果。

（5）由于试验的特异性和敏感性不理想，不稳定血红蛋白、HbH、高脂血症等均可导致结果假阳性。标本加入缓冲液后混浊可影响比色，应离心取上清液比色。

（6）血标本孵育后应充分混匀，再吸取标本加缓冲液进行比色，以免出现大于100%的试验结果。

（7）抗凝剂宜选用枸橼酸钠或ACD保养液。若用ACD保养液，其与血之比宜为0.15∶1，标本可保存1周。ACD用量不宜过多，否则可降低pH，使高铁血红蛋白还原速度减慢，出现假阳性。草酸盐具有还原性，不宜作抗凝剂使用。

实验二十六　血红蛋白电泳检测

一、醋酸纤维素薄膜血红蛋白电泳

PPT

【实验目的】

掌握醋酸纤维素薄膜血红蛋白电泳（hemoglobin electrophoresis）的检测原理、方法、注意事项。

【实验原理】

血红蛋白电泳是检测和识别异常血红蛋白最常用的实验室方法。各种血红蛋白（包括正常或异常Hb）均带有电荷，其等电点在 7 以下（正常成年人的血红蛋白的等电点为 pH 6.8），因此在不同 pH的缓冲液（酸性或碱性）中，血红蛋白带不同的电荷，在电场中可分别泳向阳极或阴极。由于不同的血红蛋白在电场中移动的速度与其带电量、分子的形状及大小有关，可用电泳法分离出各自的区带，通过血红蛋白比色或扫描进行定量分析，为诊断异常 Hb 病提供依据。醋酸纤维素薄膜电泳因其设备简单、操作简便、分离速度快而成为临床实验室的首选。

【实验仪器和材料】

1. 器材　离心机、试管、吸管、滤纸、镊子、加样器、电泳仪、染缸等。

2. 试剂

（1）pH 8.5 TEB 浸膜缓冲液　称取 Tris 10.29g、EDTA 0.6g、硼酸 3.2g，加蒸馏水至 1000ml。

（2）硼酸盐电泳缓冲液　称取硼酸 5.56g、硼砂 6.87g，加蒸馏水至 1000ml。

（3）染液　可任选下列任一组染液。

1）丽春红 S 染液　称取丽春红 S 0.2g、三氯醋酸 3g、磺基水杨酸 3g，加蒸馏水至 100ml；漂洗液选用 3% 醋酸溶液。

2）氨基黑 10B 染液　称取氨基黑 10B 0.5g，加甲醇 50ml、冰醋酸 10ml、蒸馏水 40ml；漂洗液选用甲醇 45ml、冰醋酸 5ml、蒸馏水 50ml；透明液选用无水乙醇 70ml、冰醋酸 30ml。

3）联苯胺染液　称取联苯胺 0.1g，溶于 10ml 的甲醇中，此为贮存液。临用时取贮存液 1ml，加入 50ml 醋酸钠缓冲液（结晶醋酸钠 0.8g，冰醋酸 1.2ml，加蒸馏水至 500ml），再加入 1 滴 30% 过氧化氢和 1 滴 50g/L 亚硝基铁氰化钠，混匀。固定液选用 10% 磺柳酸溶液，漂洗液选用蒸馏水即可。

【实验步骤】

1. 血红蛋白液制作　新鲜的枸橼酸钠/EDTA/肝素抗凝血 3ml，1500r/min 离心 10 分钟，吸去上层血浆，用 10 倍体积的生理盐水洗涤红细胞 3 次（1000r/min，离心 5 分钟），最后以 3000r/min 离心 10分钟，得压积红细胞。在压积红细胞中加入等量蒸馏水充分振摇，加入 0.5 倍体积的四氯化碳，强烈振摇 5 分钟，离心后取上清液即为溶血液。

2. 浸膜　醋酸纤维素薄膜剪成 8cm×3cm，置于 pH 8.5 TEB 缓冲液内浸泡，15～20 分钟后取出，用滤纸吸去多余液体，使无光泽面向上。

3. 点样　用加样器取血红蛋白液约 2μl，垂直点加于醋酸纤维素薄膜无光泽面上，点样线距醋酸纤维素薄膜一端 1.5cm 处。

4. 电泳　将硼酸盐缓冲液倒入电泳槽内作为电泳缓冲液，将已点样的醋酸纤维素薄膜无光泽面向下放入电泳槽的支架上，点样端放在阴极，平衡 5 分钟后，开启电源，调节电压在 200～250V 区间，电泳 20～30 分钟。

5. 染色　可选用丽春红染料、氨基黑染料或联苯胺染料进行染色。

（1）丽春红染色　将电泳后的薄膜浸入丽春红染液中浸泡 10 分钟，移入 3% 醋酸溶液中漂洗至背景为无色时止，取出贴于玻片上，干燥后肉眼观察。

（2）氨基黑染色　将电泳后的薄膜浸入氨基黑染液中，染色 15 分钟，移入漂洗液中漂洗，期间更换漂洗液数次，至薄膜洗净为止。

（3）联苯胺染色 将电泳后的薄膜放入10%磺柳酸溶液中固定3分钟，充分水洗后，浸于联苯胺染液中染色数分钟，至蓝色区带清晰显现，取出水洗，观察电泳结果。

【实验结果】 计算

$$HbA_2(\%) = \frac{HbA_2 \text{管吸光度}(A)}{HbA \text{管吸光度} \times 5 + HbA_2 \text{管吸光度}} \times 100\%$$

$$\text{异常血红蛋白}(\%) = \frac{\text{异常血红蛋白管吸光度}}{HbA \text{管吸光度} \times 5 + HbA_2 \text{管吸光度} + \text{异常血红蛋白管吸光度}} \times 100\%$$

【注意事项】

（1）缓冲液的浓度与样品和醋酸纤维素薄膜厚薄有关。缓冲液浓度过低，区带泳动速度快，区带扩散变宽；缓冲液浓度过高，区带泳动速度慢，区带分布过于集中，不易分辨。

（2）避免醋酸纤维素薄膜被其他蛋白质污染。

（3）点样前，应将薄膜表面多余的缓冲液用滤纸吸去，以免引起样品扩散。但不宜太干，否则样品不易进入膜内，造成点样起始点参差不齐，影响分离效果。点样时，动作要轻、稳，用力不能太大，以免损坏膜片或印出凹陷，影响区带分离效果。点样量适宜，点样过多，色带易脱落，染色液不易染透，过少则洗脱后 HbA_2 吸光度太低，影响检测准确性。点样时也不要达到膜的边缘，以免引起拖尾。

（4）选择合适的电流强度，一般电流强度为 $0.4 \sim 0.6mA/cm$ 膜宽度。电流强度高，热效应高，不利于血红蛋白分离；电流过低，样品泳动速度慢且易扩散。

（5）电泳时间不能太长，电泳时醋纤膜不能变干，故应观察到 HbA 和 HbA_2 清晰分开就停止电泳，电泳时间太长区带反而扩散模糊。

（6）为保证电泳效果，电泳槽内缓冲液最多重复使用两次，第二次使用时应倒换电极。

（7）染色和漂洗时间与气温有关，室温低时，时间应延长；室温高时，时间不宜过长。洗脱后应尽快比色，超过半小时会逐渐褪色影响测定结果。

（8）检测时应设正常对照组和已知异常血红蛋白组作为对照。

二、血红蛋白的毛细管电泳

微课/视频4　　　PPT

【实验目的】

熟悉血红蛋白毛细管电泳检测的原理，可以独立完成血红蛋白在毛细管电泳的检测。

【实验原理】

毛细管电泳（capillary electrophoresis，CE）又称高效毛细管电泳，是一种以毛细管为分离通道，以高压直流电场为驱动力的液相分离技术。在毛细管电泳中，带电分子根据其电荷与质量比在电场作用下产生不同的迁移速率，从而实现分离。常见的分离模式包括毛细管区带电泳、毛细管等电聚焦和毛细管凝胶电泳等。

【实验仪器和材料】

（1）毛细管电泳仪。

（2）专用采血的抗凝管。

（3）血红蛋白毛细管电泳试剂盒。

（4）血红蛋白电泳缓冲液。

（5）溶血液。

（6）蒸馏水。

（7）冰箱。

【实验步骤】

具体的步骤按照全自动或半自动仪器设备的操作流程进行。

【实验结果】

毛细管全自动电泳仪系统可以自动计算每一电泳条带的含量百分比。

（1）在碱性电泳液中，正常及非正常的血红蛋白（或者是变异体）会以下列顺序被检测到，从负极到正极的方向依次出现：delta A'$_2$（A$_2$ variant）、C、A$_2$/O-Arab、E、S、D、G-Philadelphia、F、A、Hope、Bart、J、N-Baltimore and H 的电泳条带。

（2）在 Hb A 电泳条带存在的情况下，如果 Hb A$_2$ 存在，电泳条带将会根据 HbA 进行定位，HbF 及 HbA$_2$ 都将会被检测出。如果 HbA$_2$ 不存在，程序会寻找 HbF 的条带。如果 HbF 存在，识别系统会根据 HbF 进行定位，此时 HbF 会被系统自动识别。

（3）毛细管电泳技术可分离 HbA$_2$、HbS、HbF 和 HbA；也可将各类正常血红蛋白和一些常见的异常血红蛋白，包括 HbS、D-Punjab、C-Arab、E-Arab，O-Arab 和 G-Phadelphia 进行成功分离。

【注意事项】

（1）每周保养　每周至少执行一次保养清洗程序（详见毛细管电泳仪说明书）。

（2）每月保养　执行质控分析，监视仪器性能，并实施保养，校正。

（3）半年保养　对仪器光路，机械，管道进行检测，对系统的软件进行维护，升级。

 实验二十七　抗碱血红蛋白检测

PPT

【实验目的】

熟悉抗碱血红蛋白检测的原理、方法、注意事项。

【实验原理】

胎儿血红蛋白（HbF）及某些异常血红蛋白的抗碱能力比 HbA 强，在碱性溶液中不易变性沉淀，而其他血红蛋白在碱性溶液中可变性沉淀。测定滤液中 Hb 含量即为抗碱血红蛋白（alkali-resistant hemoglobin）的浓度。此试验也称为碱变性试验（alkali denaturation test）。

【实验仪器和材料】

1. 器材　试管、刻度吸管、分光光度计、定时钟、漏斗及滤纸。

2. 试剂

（1）0.083mol/L 氢氧化钠（氢氧化钾）溶液　经标定后置于聚乙烯瓶内，4℃保存。若有沉淀或浑浊，应弃去不用。用前宜进行滴定校正。

（2）酸性半饱和硫酸铵溶液 4ml 饱和硫酸铵（390g 硫酸铵溶于 500ml 蒸馏水）加等体积的蒸馏水，再加入 1mol/L 的盐酸液 0.2ml。

【实验步骤】

（1）Hb 溶液的制备：按血红蛋白电泳检测试验所述方法制备。

（2）取 1.6ml 0.083mol/L 氢氧化钠溶液于试管内，（25±5）℃水浴中放置 10 分钟。加入 Hb 溶液 0.1ml，立即计时，并迅速摇匀，准确碱化 1 分钟后，加入 3.4ml 酸性半饱和硫酸铵溶液中止反应，迅速颠倒混匀 6 次，过滤后取滤液检测吸光度（A），以蒸馏水调零在 540nm 波长下比色测定。

（3）取 5ml 蒸馏水加入 Hb 溶液 0.02ml 混匀作为对照管，相同条件测定吸光度（B）。

【实验结果】

$$抗碱血红蛋白(\%) = \frac{测定管吸光度(A)}{对照管吸光度(B) \times 5} \times 100\%$$

【注意事项】

（1）碱液 pH > 12，校准后分装密闭保存，其使用量和碱化时间、温度应准确，过滤后应 1 小时内完成比色。

（2）酸性半饱和硫酸 pH 应为 3.0，小批量分装。

（3）试验所用试管、吸管等器材不可污染酸碱。

（4）血红蛋白液应新鲜，否则会形成高铁血红蛋白，遇碱变性，出现假性偏低。

（5）每份标本要重复测定，以提高准确性，每次测定应作正常对照。

（6）滤液必须清澈透明，以免影响比色结果。

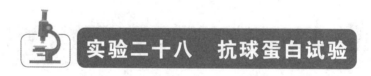

实验二十八　抗球蛋白试验

PPT

【实验目的】

掌握抗球蛋白试验的原理、方法、注意事项。

【实验原理】

抗球蛋白试验（antiglobulin test，AGT），又称 Coombs 试验，是检测不完全抗体的常用方法。红细胞膜电位使红细胞间保持一定距离而不聚集，不完全抗体 IgG 分子较小，长度短，只能与红细胞抗原一方相结合（又称单价抗体），无法连接邻近两个红细胞，因而不能出现肉眼可见的凝集反应。Coombs 利用抗球蛋白抗体作为第二抗体，可与多个红细胞表面不完全抗体结合，使红细胞相互连接起来出现凝集现象，称为抗球蛋白试验阳性。Coombs 试验分为检测红细胞表面有无不完全抗体的直接抗球蛋白试验（direct antiglobulin test，DAGT）和检测血清中有无不完全抗体的间接抗球蛋白试验（indirect antiglobulin test, IAGT)（图 28 – 1）。

补体组分 C3、C4 片段也能在盐水介质中与红细胞上相应的受体发生反应但不能出现可见的凝集，加入抗球蛋白试剂后也能发生桥连。这种补体参与的反应也称为抗球蛋白试验。因此，抗球蛋白试剂又分为单特异性和广谱（多特异性）抗球蛋白试剂，前者主要是抗 – IgG、抗 – C3d，也有抗 – IgM、抗 – IgA、抗 – C4 等，后者应同时含有抗 – IgG 和抗 – C3d。一般先用广谱抗球蛋白试验，如果出现阳性，再用单特异性抗球蛋白试剂分型。

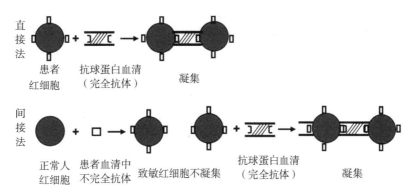

图 28 – 1 抗球蛋白试验检测原理示意图

【实验仪器和材料】

1. 器材 离心机、水浴箱、显微镜、加样器、试管、吸管等。

2. 试剂

（1）受检者红细胞抗凝血以生理盐水洗涤 3 次，配成 5% 红细胞悬液。

（2）抗球蛋白血清（广谱及单价）。

（3）抗 D 血清。

（4）AB 型血清。

（5）阳性对照红细胞悬液　正常 "O" 型（D 阳性）红细胞悬液中加入等量抗 D 血清，37℃温育 1 小时，用生理盐水洗涤 3～5 次，离心后制成 5% 致敏红细胞悬液。

（6）阴性对照红细胞悬液　用 AB 型血清替代抗 D 血清，其余同上。

（7）受检者血清。

（8）0.9% 生理盐水。

【实验步骤】

（一）直接抗球蛋白试验

取小试管 4 支，按下表操作（表 28 – 1）。

表 28 – 1 直接抗球蛋白试验操作方法

反应物（滴）	受检管	盐水对照管	阳性对照管	阴性对照管
抗球蛋白血清	2	—	2	2
受检者红细胞悬液	2	2	—	—
阳性对照红细胞悬液	—	—	2	—
阴性对照红细胞悬液	—	—	—	2
生理盐水	—	2	—	—

混匀各管，1000r/min 离心 1 分钟，轻轻摇动肉眼观察，然后置于显微镜观察结果。

（二）间接抗球蛋白试验

（1）5%"O"型（D 阳性）红细胞悬液制备：将混合"O"型 D 阳性红细胞用生理盐水洗涤 1 次后配制成5%红细胞悬液。

（2）取试管 4 支，按下表操作（表28 – 2）。

表28 – 2　间接抗球蛋白试验操作方法

反应物（滴）	受检管	阳性对照管	阴性对照管
受检血清	2	—	—
抗 D 血清	—	2	—
AB 血清	—	—	2
5%"O"型 D 阳性红细胞悬液	1	1	1

（3）混匀各管，37℃水浴 30 分钟，生理盐水洗涤 3 次，每管各加 1 滴生理盐水，混匀。

（4）向上述各管滴加抗球蛋白血清 1 滴，混匀，1000r/min 离心 1 分钟，轻轻摇动肉眼观察，然后置于显微镜观察结果。

【实验结果】

1. 直接试验　若阳性对照凝集，盐水对照及阴性对照均无凝集，受检管凝集者为阳性，表示受检红细胞上有不完全抗体，无凝集者为阴性。

2. 间接试验　若阳性对照凝集，阴性对照无凝集，受检管出现凝集为阳性，提示受检血清中有游离的不完全抗体；受检管无凝集为阴性。

【注意事项】

（1）推荐使用肝素或 EDTA 抗凝血做直接 Coombs 试验，血清样本做间接 Coombs 试验。

（2）抗球蛋白血清按说明书使用的稀释度，避免前带或后带现象引起的干扰。

（3）红细胞洗涤应充分，微量残留的未结合的球蛋白将中和抗球蛋白试剂，而出现假阴性结果。

（4）每次试验均应作阴性对照、阳性对照。如所有对照管与受检者红细胞均不凝集，不能判定为阴性，可能是抗球蛋白血清或抗 D 血清失效，应更换试剂；如所有对照管与受检者红细胞均出现凝集，也不能判定为阳性结果，可能是抗球蛋白血清中含有非特异性抗球蛋白抗体。

（5）红细胞上吸附抗体太少，或红细胞上有相当数量的抗体，但由于抗体位置及其分布不同，Coombs 试验呈假阴性反应。

（6）标本不宜久置，防止标本有非特异性补体结合，出现假阳性结果。

（7）药物干扰如头孢菌素类药物和 α–甲基多巴长期治疗，可使 Coombs 试验呈现假阳性。

（8）试验用的生理盐水中含有较强的铜、锌、铁，使红细胞被覆多价阳离子。

（9）不完全抗体的性质、含量以及所用抗血清的效价对试验影响较大，故除用多价的抗球蛋白血清进行试验外，必要时需加用单价抗血清，以提高检出阳性率。

（10）结果判读：轻摇试管，观察红细胞聚集情况，必要时通过显微镜来判读。

（11）末次洗涤：将剩余的生理盐水吸尽，否则会稀释抗球蛋白试剂，漏检弱抗体。

实验二十九 冷热溶血试验

PPT

【实验目的】

了解冷热溶血试验的原理、方法、注意事项。

【实验原理】

阵发性寒冷性血红蛋白尿（PCH）患者血清中有一种特殊的冷反应抗体（Donath – Landsteiner 抗体，D–L 抗体），该抗体在 20℃以下（常为 0~4℃）时与红细胞结合，同时吸附补体，但不溶血。当温度升至 37℃时，补体激活，红细胞膜破坏而发生急性血管内溶血。故冷热溶血试验（Donath – Landsteiner test，D–L test）可通过观察溶血的发生检测 D–L 抗体的存在。

【实验仪器和材料】

1. 器材 试管、移液管、三角瓶、冰箱、水浴箱、离心机等。
2. 试剂 豚鼠血清。
3. 生理盐水。

【实验步骤】

（1）补体制备：取新鲜豚鼠血清以生理盐水作 1∶10 稀释备用。
（2）标本制备：取受检者静脉血 8ml，注入盛有小玻璃珠的小三角瓶内，轻轻摇动，制得去纤维蛋白血，分离血清，红细胞用生理盐水洗涤 3 次，并用生理盐水制得 50% 红细胞悬液。取正常同型血，按上法分离血清并配制 50% 正常人红细胞悬液。
（3）检测按下表加入各标本和试剂（表 29 – 1）。

表 29 – 1 冷热溶血试验操作步骤

试管号	血清（0.5ml）	红细胞悬液（0.25ml）	补体（ml）	生理盐水（ml）
1	患者	患者	0.05	—
2	患者	患者	—	0.05
3	患者	正常人	0.05	—
4	患者	正常人	—	0.05
5	56℃温育 30 分钟患者血清	患者	0.05	—
6	56℃温育 30 分钟患者血清	患者	—	0.05
7	正常人	患者	0.05	—
8	正常人	患者	—	0.05
9	正常人	正常人	0.05	—

将各管先放冰箱 4℃冷藏 30 分钟，再放 37℃水浴 30 分钟。

【实验结果】

结果观察：1000r/min 离心 10 分钟，观察各管上层，有无溶血出现。阳性结果为第 1 管和第 3 管发生溶血而其余各管无溶血发生。

【注意事项】

（1）应同时用正常人（9管）作正常对照。

（2）标本采集时，不能加抗凝剂而用去纤维蛋白血。

（3）试验设有各种阴性对照，如正常人血清无 D-L 抗体、未加补体、患者血清经 56℃温育 30 分钟灭活 D-L 抗体均为不能出现溶血的阴性对照。

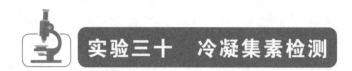

PPT

【实验目的】

掌握冷凝集素检测的原理、方法、注意事项。

【实验原理】

冷凝集素综合征的患者血清中存在冷凝集素（cold agglutinin），属 IgM 类完全抗体，在低温时可使自身红细胞、O 型红细胞或与受检者同型红细胞发生凝集。凝集反应的高峰在 0～4℃，当温度回升到 37℃时凝集消失。

【实验仪器和材料】

1. 器材 恒温水浴箱、冰箱、离心机、试管等。

2. 试剂

（1）正常 O 型或与受检者同型的红细胞：取与受检者血型相同或正常人 O 型抗凝血 1ml，离心得红细胞，用生理盐水洗涤 3 次，最后用生理盐水配成 2% 红细胞悬液。

（2）生理盐水。

【实验步骤】

1. 标本采集 抽取患者 4～5ml 静脉血于无抗凝剂试管中，置于 37℃水浴箱内，待血块收缩后，离心分离出血清。

2. 稀释 取 17 支小试管，第 1 支试管内加入 0.2ml 受检者血清，第 2～17 支试管内都加入 0.2ml 生理盐水，并在第 2 支管内加入 0.2ml 受检血清，并于混合后吸取 0.2ml 到第 3 支试管内，这样对倍稀释依次进行至第 16 支试管，第 17 支为生理盐水对照。

3. 检测 以上每管加入正常 O 型或与受检者同型的红细胞悬液 0.2ml，混匀后冷藏（2～5℃）2 小时，立即观察结果，并记录下出现凝集的血清的最高稀释度，将试管放入 37℃水浴 2 小时，再观察凝集是否消失。

【实验结果】

在低温检测后，立即观察结果，并记录出现凝集的血清的最高稀释度。

【注意事项】

（1）患者血标本抽取后应立即37℃水浴，标本若不能及时送检，应及时将血清分离出，以防止冷凝集素被红细胞吸收出现假阴性结果。

（2）不能使用室温放置时间较长的标本以及经冰箱存放的标本。这类标本，血清或血浆中冷凝素水平会下降，而红细胞上结合的凝集素会增多。

 综合性实验一 溶血性贫血的检验

溶血性贫血（hemolytic anemia，HA）是指红细胞破坏加速，寿命缩短，骨髓造血功能代偿增生，但不足以补偿红细胞的损耗而引起的贫血。溶血性贫血的病因较多。从发病机制来看，溶血性贫血可由红细胞内部和外部因素所致，其中红细胞内部因素包括：红细胞膜结构与功能异常、红细胞酶缺陷、血红蛋白异常；红细胞外部因素包括免疫反应、物理损伤、化学因素及感染等。

溶血性贫血的实验室诊断主要包括三大方面：首先确定有无溶血的存在，然后确定溶血的部位，最后结合临床资料，选择相应检查，查找引起溶血的病因，明确诊断。

【实验目的】

通过典型病例，应用溶血性贫血的基本理论知识和溶血检测的基本试验，进行溶血性贫血的实验室检查。结合病史及临床资料，正确分析并做出初步诊断。通过本试验掌握溶血性贫血的概念、分类、实验室诊断方法和步骤。

【病例资料1】

患者，女，11岁。反复因面色苍白、疲乏无力多年就诊。曾在某医院用铁剂、维生素 B_{12} 等治疗未见明显好转。排除肝炎、结核病史。家中无贫血患者。体格检查：头颅稍大，鼻梁扁平，眼距增宽。中度贫血貌，皮肤黏膜苍白，无黄染，浅表淋巴结及肝不大，脾肋下3cm。血常规：WBC 9.8×10^9/L，RBC 4.47×10^{12}/L，HGB 72g/L，MCV 49.2fl，MCH 16.1pg，MCHC 327.00g/L，HCT 22.0%，PLT 300×10^9/L。B超显示：脾大。外周血成熟红细胞大小不一，部分细胞中央淡染区扩大，可见靶形红细胞。

根据患者临床及实验室初步检查结果，请考虑需进一步做哪些实验室检查以确定诊断？

【实验室诊断思路】

根据病史资料，提示该患者存在中度贫血，其血象符合小细胞性贫血的特征。排除了营养性贫血和慢性病性贫血之后，考虑是遗传性的溶血性贫血。引起溶血性贫血的原因很多，溶血的临床表现各异，对溶血性贫血的诊断应遵循一定的程序。溶血性贫血的实验室检查主要分为三大步骤：①首先进行溶血的一般检查以确定是否存在溶血，即寻找红细胞破坏增加和红细胞代偿性增生的证据；②然后判别溶血部位；③最后根据病因分类选择特异性检查，包括红细胞膜缺陷、酶异常、血红蛋白异常、抗体或补体所致溶血的检查确定诊断。

溶血性贫血检验的设计思路（图综1-1）。

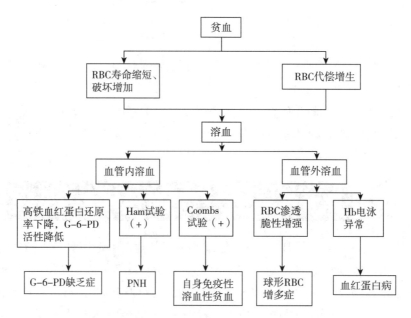

图综 1-1 溶血性贫血检验的设计思路

一、检测红细胞破坏增加、红细胞代偿性增生和溶血部位

（一）血浆游离血红蛋白检测

【实验原理】

血红蛋白具有与过氧化酶类似的活性，可催化 H_2O_2 释放出新生态氧，并氧化无色的邻甲联苯胺为蓝紫色。根据显色深浅，可测出血浆中游离血红蛋白的量。

【实验仪器和材料】

1. 器材　分光光度计、37℃水浴箱、离心机、试管、吸管等。

2. 试剂

（1）邻甲联苯胺溶液称取邻甲联苯胺 0.2g，溶于 60ml 冰乙酸中，加蒸馏水至 100ml。

（2）1% 过氧化氢溶液由 3% 过氧化氢液稀释而成。

（3）10% 乙酸溶液。

（4）Hb 标准应用液：正常人抗凝血离心去血浆，生理盐水洗涤红细胞 3 次后，在压积红细胞中加入等体积的蒸馏水和半量体积的四氯化碳或三氯甲烷（氯仿），猛烈振摇 5~6 分钟，高速离心去沉淀，分离获得 Hb 溶液。用氰化高铁血红蛋白（HiCN）方法测定血红蛋白浓度，并用生理盐水调节 Hb 至 100g/L 浓度，作为 Hb 标准贮存液，于低温冰箱保存。用时稀释成 100mg/L 的 Hb 标准应用液。

【实验步骤】

（1）取受检血浆和 Hb 标准应用液各 0.02ml 分别置于测定管和标准管内。

（2）取邻甲联苯胺溶液和 1% 过氧化氢（H_2O_2）溶液各 1.0ml 依次分别加入空白管、标准管及测定管内，充分混匀，放置 10 分钟。

（3）于上述 3 管内分别加入 10% 乙酸溶液 10ml 混匀，以空白管调零，在 435nm 波长处比色。

【实验结果】

$$血浆游离血红蛋白（mg/L）=（测定管吸光度/标准管吸光度）\times100（mg/L）$$

【注意事项】

（1）试验中要避免器皿被血红蛋白污染，所用试管、吸管等玻璃制品用前应用盐酸浸泡24小时，并用蒸馏水冲洗干净以避免出现假阳性结果。

（2）静脉采血和分离血浆时应严格防止体外溶血，如测定管吸光度超过0.6，应将样本稀释后重新测定。

【临床意义】

1. 临床应用　血管内溶血（蚕豆病、阵发性睡眠性血红蛋白尿症、溶血性输血反应）时，血浆游离血红蛋白显著增高，特别是急性血管内溶血时可高达1000mg/L以上；珠蛋白生成障碍性贫血、自身免疫性溶血性贫血血浆游离血红蛋白轻度增高；其他血管外溶血、红细胞膜缺陷（遗传性球形红细胞增多症）时多正常。

2. 评价　生理情况下血浆中大部分血红蛋白与结合珠蛋白结合，仅有微量游离血红蛋白，因此血浆游离血红蛋白检测可有效判断红细胞的破坏程度，是检测有无溶血存在的常用试验。

（二）血红蛋白尿检查

【实验原理】

血红蛋白中的亚铁血红蛋白具有过氧化物酶活性，能催化过氧化氢（H_2O_2）释放新生态氧，氧化邻甲联苯胺呈现蓝色，借此可检出尿中存在的血红蛋白。

【实验仪器和材料】

1. 器材　试管、吸管等。

2. 试剂

（1）10g/L邻甲联苯胺溶液取冰醋酸和无水乙醇各50ml，混匀，加入邻甲联苯胺1g，混匀，置棕色瓶4℃可保存8～12周。

（2）过氧化氢冰醋酸溶液冰醋酸1份，加3%过氧化氢溶液2份，混匀。

【实验步骤】

（1）取试管一支，加尿液4滴，加入邻甲联苯胺溶液2～3滴，混匀。

（2）加过氧化氢冰醋酸溶液1～2滴，混匀。

【实验结果】

结果观察如出现蓝色即为阳性反应。

【注意事项】

（1）尿液标本要求必须新鲜。

（2）血红蛋白尿主要发生于睡眠时，因此检测用的尿液标本最好是晨尿。

【临床意义】

1. 临床应用 当血液中游离血红蛋白浓度超过 1.0g/L 时，多余的血红蛋白可自肾小球滤出形成血红蛋白尿。血红蛋白尿主要见于严重的血管内溶血、蚕豆病、阵发性睡眠性血红蛋白尿症、免疫性溶血或机械性溶血。

2. 评价 尿血红蛋白检测简便、快速，可用于辅助诊断血管内溶血。

（三）尿含铁血黄素试验（Rous 试验）

【实验原理】

尿含铁血黄素试验也称 Rous 试验。当血中游离血红蛋白增多时可通过肾脏滤出，部分铁离子以含铁血黄素（hemosiderin）的形式沉积于上皮细胞，并随尿排出。尿中若存在含铁血黄素，则其三价铁可与亚铁氰化钾结合，在酸性条件下产生蓝色亚铁氰化铁颗粒，沉淀于尿沉渣中肾小管上皮细胞内或细胞外。

【实验仪器和材料】

1. 器材 离心机、光学显微镜、试管、吸管等。
2. 试剂
（1）20g/L 亚铁氰化钾溶液亚铁氰化钾 20g，溶于 1000ml 蒸馏水中。
（2）3%（v/v）盐酸。

【实验步骤】

（1）取新鲜混匀的尿液 10ml，2000r/min，离心 5 分钟，弃上清液。
（2）上管中分别加入新鲜配制的亚铁氰化钾和盐酸溶液各 2ml，混匀，室温静置 10 分钟。
（3）以 2000r/min 离心 5 分钟，取沉淀物涂片，显微镜高倍镜下观察结果。

【实验结果】

如有分散或成堆的 1~3μm 大小的蓝色闪光颗粒，即为尿含铁血黄素试验阳性，如在细胞内出现则更有价值。

【注意事项】

（1）操作过程应严格避免铁剂污染，必要时可将试管和玻片进行去铁处理，否则可出现假阳性结果。
（2）亚铁氰化钾溶液应新鲜配制。
（3）试验应设阴性对照，避免出现假阳性结果。
（4）如亚铁氰化钾与盐酸混合后即显深蓝色，表示试剂已污染高铁，不宜再用。

【临床意义】

1. 临床应用 Rous 试验阳性提示尿中有铁排出，无论是否有血红蛋白尿，只要有慢性血管内溶血，本试验即可呈阳性反应。临床上常见于阵发性睡眠性血红蛋白尿症等。

2. 评价 Rous 试验简便、快速，不需任何特殊仪器和设备，便于开展，是判定溶血部位的重要实验，特别是对诊断慢性血管内溶血有重要意义。本试验在溶血初期易出现假阴性反应，因为溶血初期虽然有血红蛋白尿，但血红蛋白尚未被肾上皮细胞摄取，未能形成含铁血黄素，导致试验出现假阴性。

（四）网织红细胞计数（目视计数法）

【实验原理】

网织红细胞胞质内残存少量核蛋白体和核糖核酸（RNA）等嗜碱性物质，在活体染色时被煌焦油蓝或新亚甲蓝染成蓝色网状或颗粒状结构，借此可以与完全成熟的红细胞区别。临床上除计算网织红细胞百分率外，为避免贫血对网织红细胞计数结果的影响，还应计算网织红细胞绝对值。因贫血患者的成熟红细胞总数减少，网织红细胞百分率可相对增高。

【实验仪器和材料】

1. 器材 光学显微镜、玻片、染色架等。

2. 试剂

（1）新亚甲蓝溶液新亚甲蓝 1.0g、枸橼酸钠 0.4g、氯化钠 0.85g，加蒸馏水至 100ml，过滤，贮存于棕色试剂瓶中备用。

（2）新鲜全血。

【实验步骤】

（1）在小试管中加入新亚甲蓝溶液 2 滴、新鲜全血 2 滴，立即混匀，置室温染色 15～20 分钟。

（2）取上述混合液 1 滴制成薄血涂片，自然晾干。

（3）低倍镜选择细胞分布均匀的部位，油镜下计数至少 1000 个红细胞，记录网织红细胞数。

【实验结果】

$$网织红细胞百分数 = 计数 1000 个红细胞中的网织红细胞数/1000$$
$$绝对值(网织红细胞数/L) = 网织红细胞百分率 × 红细胞数/L$$

【注意事项】

（1）活体染色时间不能过短，室温低于 20℃ 时需放置于 37℃ 温箱染色。

（2）涂片要薄而均匀，红细胞不能重叠。每张涂片至少计数 1000 个红细胞，避免由于红细胞分布不均引起的误差。

（3）新亚甲蓝溶液应定期重配，以免变质沉淀。

（4）血液和染液之比约为 1∶1，严重贫血时可适量增加血液的比例。

【临床意义】

1. 临床应用 网织红细胞计数是评价骨髓造血功能的重要方法，对贫血疾病的诊断、鉴别诊断和疗效观察有重要的价值。溶血时，网织红细胞数可增多至 5%～20%，特别是急性溶血时可高达 60% 以上。但发生再生障碍危象时网织红细胞常明显降低。

2. 评价　目前临床上网织红细胞计数常用的方法有目视显微镜法、血细胞分析仪法和流式细胞仪法。网织红细胞目视计数法简便、快速，但由于操作人员对网织红细胞的认识不同、血涂片的质量等原因，误差较大；血细胞分析仪法可自动染色、自动分析，自动打印出各阶段网织红细胞的分布图，而且测量细胞多，避免了主观因素影响，结果较准确；流式细胞仪法具有高速、高灵敏度、高精度、高纯度等特点，但成本较高，不易在基层推广。

（五）外周血及骨髓细胞形态学检查

观察血涂片中成熟红细胞的形态改变可为溶血性贫血诊断提供重要的线索，如出现球形红细胞、椭圆形红细胞、口形红细胞、靶形红细胞和裂红细胞时，对疾病诊断具有肯定或指导意义。

溶血性贫血骨髓的形态学特点主要是骨髓有核细胞增生明显活跃，红细胞系显著增生，以中、晚幼红细胞增多为主，其他系列细胞形态、比例无明显异常，提示有红细胞代偿性增生。

二、确定溶血病因的特异性检验

（一）红细胞渗透脆性试验

如患者红细胞的渗透脆性增加，提示溶血可能是红细胞膜异常等引起，如遗传性球形红细胞增多症和椭圆形红细胞增多症等；如患者红细胞的渗透脆性减低，提示溶血可能是红细胞内血红蛋白的异常等引起，如珠蛋白生成障碍性贫血等；如患者红细胞渗透脆性正常，提示溶血可能是红细胞酶异常引起，如葡萄糖-6-磷酸脱氢酶缺乏症等。

（二）葡萄糖-6-磷酸脱氢酶（G-6-PD）活性检测和高铁血红蛋白还原试验

葡萄糖-6-磷酸脱氢酶缺乏症者 G-6-PD 活性降低，高铁血红蛋白还原率降低。

（三）血红蛋白电泳

通过血红蛋白电泳分辨某些血红蛋白及其含量，用于诊断珠蛋白生成障碍性贫血和其他血红蛋白病。除常规的 pH 8.6 醋酸纤维薄膜电泳检测血红蛋白外，pH 6.5 磷酸盐缓冲液醋酸纤维膜电泳特别适合于分离 HbBarts 和 HbH。目前，临床上还会运用琼脂糖凝胶电泳、等电聚焦法（isoelectric focusing，IEF）、聚丙烯酰胺凝胶电泳（polyacrylamide gel electrophoresis，PAGE）、毛细管电泳法（capillary electrophoresis，CE）和高效液相色谱法（high - performance liquid chromatography，HPLC）等电泳技术进行血红蛋白的检测。此外，还可利用 HbF 的抗碱能力，检查抗碱血红蛋白含量；异丙醇试验可作为不稳定血红蛋白的筛选试验。

（四）抗球蛋白试验（Coombs 试验）

通过 Coombs 试验直接法检测红细胞上是否有不完全抗体；通过 Coombs 试验间接法检测血清中游离的不完全抗体。抗球蛋白试验阳性主要见于自身免疫溶血性贫血，临床上温抗体型自身免疫溶血性贫血分为三个亚型：①IgG 及 C3 型；②IgG 型；③C3 型。少数患者虽有典型临床表现，并对激素疗效较好，但 Coombs 试验为阴性，可能为 IgA 或 IgM 型。因此 Coombs 试验阴性并不能完全排除 AIHA。

Coombs 试验阳性亦见于药物免疫性溶血性贫血、同种免疫性溶血性贫血（新生儿溶血病及溶血性输血反应）、冷凝集综合征和阵发性冷性血红蛋白尿症，还可见于系统性红斑狼疮、类风湿关节炎、传染性单核细胞增多症、淋巴瘤、恶性肿瘤及某些慢性肝肾疾病等。

（五）酸化血清溶血试验（Ham 试验）

酸化血清溶血试验是阵发性睡眠性血红蛋白尿症的确诊试验，特异性较高，敏感性较差。严重的自身免疫性溶血性贫血发作也可呈阳性。

（六）珠蛋白生成障碍性贫血的基因诊断

珠蛋白生成障碍性贫血主要是由于 α 或 β-珠蛋白基因缺陷导致 α-珠蛋白链或 β-珠蛋白链缺如或合成不足所引起的溶血性贫血，包括 α-珠蛋白生成障碍性贫血和 β-珠蛋白生成障碍性贫血。α-珠蛋白生成障碍性贫血大部分是由于 α 基因缺失所致，少数为点突变或碱基缺失；β-珠蛋白生成障碍性贫血大多数是由于 β-珠蛋白基因突变影响了基因表达和调控所致。临床上 α 或 β-珠蛋白基因检查除用于珠蛋白生成障碍性贫血诊断外，主要用于婚前检查，为育龄夫妇进行遗传风险评估和提出合理的建议及进行产前诊断。临床上常采用平均红细胞体积（MCV）、红细胞脆性试验、血红蛋白电泳作为珠蛋白生成障碍性贫血的筛选试验，但最后的确定诊断和分型还依赖于基因诊断。

α-珠蛋白生成障碍性贫血的基因诊断

方法主要有跨越断裂点 PCR（gap-PCR）、多重 PCR、长片段 PCR、逆转录 PCR（RT-PCR）、限制性片段长度多态性分析（PCR-RFLP）和 Southern 杂交等，本试验以缺失型 α-珠蛋白生成障碍贫血基因诊断试剂盒（PCR 法）为例加以介绍。

【实验原理】

应用 gap-PGR 技术，设计与缺失序列两侧翼序列互补的引物。缺失使本来在正常 DNA 序列中相距很远的这一对引物之间的距离因断端连接而靠近，以致于能扩增出特定长度的片段。以基因组 DNA 为模板，应用单管四重 PCR/琼脂糖凝胶电泳技术，准确地检测 $-\alpha^{3.7}$，$-\alpha^{4.2}$ 及 $--^{SEA}$ 三种缺失型。

【实验仪器和材料】

1. 器材 常规 PCR 扩增仪、BioRad 电泳系统、显微数码凝胶成像系统、电子天平、漩涡振荡混匀器、离心机、冰箱、微波炉、胶模、高压消毒锅、水浴箱、EDTA 抗凝采血管、Eppendorf 管、微量加样器、烧杯、量筒、容量瓶等。

2. 试剂 ①红细胞裂解液和细胞核裂解液。②蛋白沉淀液。③DNA 溶解液。④异丙醇，70% 乙醇。⑤PCR 反应管（21.0μl×20 管）。⑥阴性对照品（αα/αα）（5μl/管），阳性对照品（$--^{SEA}/\alpha\alpha$）（5μl/管）。⑦DNA 分子量标准（40μl/管）。⑧电泳加样缓冲液（60μl/管）。⑨灭菌双蒸水（200μl/管）。

【实验步骤】

（1）DNA 的提取

1）取 1.5ml 离心管并编号，每管加入 300μl 红细胞裂解液。

2）常规静脉采集 EDTA 抗凝血 3ml，轻轻弹动或上下颠倒使抗凝血混匀。

3）取抗凝血 100μl 加入已加红细胞裂解液的离心管中，颠倒离心管 5~6 次，彻底混匀各组分。

4）室温下放置，待红细胞裂解（新鲜血红细胞裂解时间约需 10 分钟），期间颠倒离心管 2~3 次，直至溶液变为清亮（无团块及絮状物，不浑浊），12000r/min，离心 2 分钟。

5）尽量倾去上清，为避免弃去白细胞沉淀，不要扰动底部沉淀，必要时可用移液器吸出多余的液体，保留 10~20μl 残液。

6）取 200μl 核裂解液加至各样品管中，用振荡器震荡管底约 20 秒，或用手指弹击管壁，或来回颠倒离心管，促使核裂解（此时，溶液应变得黏稠，如果此时见到块状不溶物，说明裂解不充分，应在 55~65℃水浴助溶，直至块状不溶物消失）。

7）加入 70μl 蛋白沉淀液，来回颠倒 5~6 次，充分混匀，可见块状蛋白沉淀开始出现，15000r/min 离心 10 分钟。（如果加入蛋白沉淀液离心后，吸出上清前，上清仍较混浊，或因红细胞碎片存在而呈红色，应在上清中再加入 20~50μl 蛋白沉淀液，混匀后再次离心）。

8）将上清液转移至新的 1.5ml 离心管中并对应编号，各管分别加入相当于所加核裂解液与蛋白沉淀液总体积的异丙醇（约270μl），此时可见透明的絮状物，来回颠倒混匀，15000r/min 离心 10 分钟，倾去上清。

9）向离心管中加入 500μl 70% 的乙醇溶液，清洗管壁，颠倒离心管 2~3 次，15000r/min 离心 5 分钟。

10）弃去上清，将离心管倒置于滤纸上，自然干燥 10~15 分钟（离心管内应无可见的水滴），加入 30μlDNA 溶解液。

11）快速漩涡震荡 1~2 秒，使 DNA 溶解液冲刷到所有沉淀的 DNA。

12）65℃水浴 15~60 分钟，或 2~8℃过夜使 DNA 充分溶解，轻轻弹动管壁有助于溶解。

（2）PCR 扩增　取出 PCR 反应管（-20℃保存），根据样品 DNA 含量加入待测 DNA 样品溶液 1~4μl，不足部分补加灭菌双蒸水，使总体积达到 25μl，盖紧反应管盖，短暂离心（此步离心很重要，不可省略）。将反应管直接插入 PCR 仪中，按下列条件循环。

95℃ 15 分钟→（98℃ 45 秒→64℃ 75 秒→72℃ 180 秒）×35 个循环→72℃ 5 分钟→4℃保存或立即电泳。

（3）电泳检测

1）配制 1.0% 琼脂糖凝胶，称取 1g 琼脂糖，倒入 500ml 三角瓶中，加入 100ml 1×TAE，加热融化，加入 5μl EB，摇匀，冷却至 50~60℃时灌胶制板。在 25℃左右室温下待凝固，凝固时间不少于 40 分钟。

2）拔下凝胶中的梳子，去除两端的封条，将制好的胶板放进电泳槽中的 1×TAE 中。

3）取每管的 PCR 产物 10μl，分别加 2.0μl 电泳加样缓冲液，混匀，依次加于凝胶加样孔中。取 DNA 分子量标准 8.0 直接点样。

4）接通电源，调至稳压 6~8V/cm，电泳约 30 分钟。

5）UVP 或 UV 灯下观察并照相，根据扩增产物长度得出结果。

【实验结果】

（1）试验成立条件：用阴性对照，即（αα/αα）DNA 作模板时，应获得一条 1.8kb 扩增条带；用阳性对照 DNA 作模板时，应获得与预期扩增片段大小相符的扩增条带，则试验成立，否则试验不成立。

（2）结果判断：根据下表作出基因诊断（表综 1-1）。

表综 1-1　α-珠蛋白生成障碍性贫血的基因诊断结果判断表

	2.0kb	1.8kb	1.6kb	1.3kb	诊断
1	-	+	-	-	正常（αα/αα）
2	+	+	-	-	$-\alpha^{3.7}$携带者（$-\alpha^{3.7}/\alpha\alpha$）
3	-	+	+	-	$-\alpha^{4.2}$携带者（$-\alpha^{4.2}/\alpha\alpha$）
4	+	-	-	-	$-\alpha^{3.7}$纯合子（$-\alpha^{3.7}/-\alpha^{3.7}$）
5	-	-	+	-	$-\alpha^{4.2}$纯合子（$-\alpha^{4.2}/-\alpha^{4.2}$）
6	+	-	+	-	$-\alpha^{3.7}/-\alpha^{4.2}$双重杂合子
7	-	-	-	+	$--^{SEA}/--^{SEA}$巴氏水肿胎儿
8	+	-	-	+	$--^{SEA}/-\alpha^{3.7}$（缺失型 HbH 病）
9	-	-	+	+	$--^{SEA}/-\alpha^{4.2}$（缺失型 HbH 病）
10	-	+	-	+	$--^{SEA}/-\alpha\alpha$（$--^{SEA}$携带者）

【注意事项】

（1）获取足量的、含有较少残留红细胞的白细胞沉淀是提取成功的关键。离心沉淀液中有时无明显团块沉淀，只有少量透明絮状沉淀，这可能与白细胞溶解有关，保留透明絮状沉淀，继续进行提取，往往也能提出高质量的 DNA。

（2）白细胞核完全融解，蛋白成分充分沉淀是纯化成功的关键。细胞裂解有可见团块时，各种处理方法对 DNA 的损害程度由小到大依次为：55～65℃加热；颠倒混匀；手指轻轻弹动；漩涡震荡。

（3）DNA 提取时要注意避免污染。PCR 扩增产物污染是最常见的污染方式；气溶胶污染是造成污染的另一种形式。空气与液体面摩擦时就可形成气溶胶，操作时剧烈摇动反应管，开盖、洗样及污染进样枪的反复吸样都可形成气溶胶污染。

（4）试验中要使用一次性吸头，严禁吸头混用，吸头不要长时间暴露于空气，以避免污染。

（5）对多份样品制备反应混合液时，先将 dNTP、缓冲液、引物和酶混合好，然后分装，这样既可以省时、省力、避免污染，又可以增加反应的精确度。

（6）在使用 TaqDNA 聚合酶时，要注意在冰上操作。可以将大包装分成独立的小包装，减少污染机会。

（7）PCR 反应中，DNA 扩增片段会随着循环次数的增加而出现停滞效应，即平台期。超过平台期的循环次数会引起非特异性扩增，所以需要选择合适的循环次数。

（8）EB 是强诱变剂并有毒性，试验中要注意防护。含有 EB 的溶液使用后应倒入专门的容器中统一进行净化处理。

（9）试验前最好进行预实验摸清试验条件，以求最佳试验结果。

（10）如果试剂盒保存于 2～8℃以下，取出后应置 42℃水浴中 5 分钟以使各成分充分溶解。

（11）基因组 DNA 在 70% 乙醇中，可于 -80℃长期保存。

（12）热循环条件应严格执行说明书中推荐的条件。

β-珠蛋白生成障碍性贫血的基因诊断

β-珠蛋白生成障碍性贫血的基因诊断方法有多种，主要有 PCR 结合 ASO 探针斑点杂交技术、PCR 结合限制性内切酶技术、多重突变引物延伸扩增技术和反向斑点杂交技术等。在 ASO 探针杂交技术基础上发展起来的 PCR - 反向点杂交技术（RDB）是目前国内外广泛采用的方法。该方法通过位于寡核苷酸探针中部基因（或序列）的特异性碱基与靶序列 DNA 的碱基配对来检测基因中少数碱基（甚至单个碱基）的变化。本试验以 β-珠蛋白生成障碍性贫血 RDB 基因诊断试剂盒为例介绍该方法。

【实验原理】

选取与人基因组珠蛋白合成 β 链中同源的 2 组序列作为特异性 PCR 扩增引物，以疑为 β-珠蛋白生成障碍性贫血患者的基因组 DNA（含 β 基因）为模版，应用 PCR 体外扩增技术获得大量患者基因扩增产物，采用膜反向杂交技术，使用 24 条探针，可同时检测中国人群 8 个常见位点［CD41 - 42（-TCTT），IVS - 2 - 654C→T，CD17A→T，-28A→G，CD26G→A，CD71 - 72（+A），CD43G→T，-29A→G］突变和 9 个少见位点［ATG→AGG，CD14 - 15（+G），CD27 - 28（+C），-32C→A，-30T→C，IVS - 1 - 1G→T，IVS - 1 - 5G→C，CD31（-C），CAP +40 - +43（-AAAC）］突变。

【实验仪器和材料】

1. 器材　PE2400PCR 扩增仪、BioRad 电泳系统、显微数码凝胶成像系统、电子天平、漩涡振荡混匀器、水浴摇床、高压消毒锅、微波炉、胶模、水浴箱、离心机、烧杯、量筒、定容烧瓶、采血管、Eppendorf 管、微量加样器等。

2. 试剂

（1）红细胞裂解液。

（2）细胞核裂解液。

（3）蛋白沉淀液。

（4）DNA 溶解液。

（5）异丙醇。

（6）70% 乙醇。

（7）β-PCR Mix。

（8）POD 母液。

（9）TMB（2mg/ml）。

（10）30% H_2O_2。

（11）膜条。

（12）20×SSC：NaCl 175.3g，柠檬酸钠 88.2g，加纯化水 900ml 溶解，调 pH 至 7.0，最后定容至 1000ml，高压灭菌。

（13）10% SDS（pH 7.0）：将 20gSDS 加纯化水 180ml 溶解，用 HCl 调 pH 至 7.0，最后定容至 200ml，高压灭菌。

（14）A 液（2×SSC，0.1% SDS，1000ml，pH 7.4）：20×SSC 100ml，10% SDS 10ml，加纯化水至 1000ml，调 pH 至 7.4。

（15）B 液（0.5×SSC，0.1% SDS，1000ml，pH 7.4）：20×SSC 25ml，10% SDS 10ml，加纯化水至 1000ml，调 pH 至 7.4。

（16）C 液：柠檬酸钠 14.7g，溶于 450ml 纯化水，用 HCl 调 pH 至 5.0，最后定容至 500ml。

（17）显色液：C 液 19ml，TMB 1ml，30% H_2O_2 4ml。

【实验步骤】

（1）DNA 的提取 详见本章缺失型 α-珠蛋白生成障碍性贫血基因诊断试剂盒（PCR 法）DNA 的提取。

（2）PCR 扩增

1）取出试剂盒内的 PCR 扩增管，标号。

2）加入 45μl β-PCR Mix。

3）小心吸取 2μl 待测 DNA 样品溶液至 PCR 扩增管中，混匀，5000rpm/min，离心数秒。

4）将扩增管直接插入 PCR 仪中，按下列参数进行 PCR 反应：94℃ 5 分钟→（94℃ 60S→55℃ 30S→72℃ 60S）×35 个循环→72℃ 5 分钟→10℃，取出，当天检测，或置 -20℃ 保存，1 周内使用。（PCR 仪没有热盖或热盖效果不佳时，请向 PCR 反应管中滴加 2 滴液体石蜡）。

（3）电泳检测 取 PCR 产物 3μl，用 2% 的琼脂糖凝胶进行电泳，当溴酚蓝移动 2cm 左右时用核酸紫外检测仪进行结果检测。同一样品应同时扩增出 1 条 600bp 左右及 1 条 200bp 左右的 2 条扩增带。

（4）杂交 取 15ml 塑料离心管，标记编号，放入同样标有编号的膜条，加入 A 液（杂交时间不同加入的 A 液量不同，杂交 2 小时加 A 液 5ml，杂交过夜加 A 液 10ml），盖好离心管，不要过紧。将塑料离心管放入沸水中煮 10 分钟，取出，拧紧盖子，放入 43℃ 水浴摇床杂交。同时取 50ml 塑料管，每只加入 B 液 40ml，拧紧盖子，一并置于 43℃ 水浴中进行预热。

（5）洗膜 取出膜条，移至已预热的 B 液中，于 43℃ 水浴摇床轻摇洗涤 30 分钟（每管 40ml B 液）。

（6）显色 用 A 液配制 1∶4000 的 POD 工作液（1~2 张膜条用 3μl 母液配制成 12ml 工作溶液）。将膜条放入 POD 工作液中，室温轻摇浸泡 30 分钟，用镊子小心取出膜条，用 A 液室温轻摇洗膜 2 次，每次 5 分钟。再用 C 液室温轻摇洗膜 2 次，每次 2 分钟，同时配制显色液（显色液使用前现配，4 张左右的膜条约需 20ml 显色液）。将膜条浸泡于显色液中避光显色 10 分钟。显色后的膜条在纯化水中漂洗 1 次，取出观察结果。

【实验结果】

（1）膜条上的探针排列顺序如下（图综 1 - 2）。

41 - 42N	654N	- 28N	71 - 72N	17N	βEN	31N	27/28M
41 - 42M	654M	- 28M	71 - 72M	17M	βEM	31M	IVS1 - 1M
43M	- 32M	- 29M	- 30M	14 - 15M	CAP	IntM	IVS1 - 5M

图综 1 - 2 探针排列顺序

N，正常野生型检测探针；M，突变检测探针。43M、41 - 42M 以及 4l - 42N 为正常参照，- 32M、- 30M、- 29M、- 28M 均以 - 28N 为正常参照，14 - 15M、17M 以 17N 为正常参照，27/28M、βEM 以 βEN 为正常参照

（2）结果判定：观察整张膜上出现的蓝色斑点，若在突变检测探针处出现显色强度与相应的野生型探针相近的蓝色斑点，则该位点为野生与突变的杂合子；若在突变的检测探针处出现蓝色斑点，而相应的野生型探针处未出现蓝色斑点，则该位点为突变纯合子；若仅在野生型探针处出现蓝色斑点，则待检样品没有上述 17 种突变。杂交结果如下（图综 1 - 3 ~ 图综 1 - 5）。

41 - 42N	654N	- 28N	71 - 72N	17N	βEN	31N	27/28M
●	●	●	●	●	●	●	
41 - 42M	654M	- 28M	71 - 72M	17M	βEM	31M	IVS1 - 1M
43M	- 32M	- 29M	- 30M	14 - 15M	CAP	IntM	IVS1 - 5M

图综 1 - 3 检测样品 17 个位点未出现突变

41 - 42N	654N	- 28N	71 - 72N	17N	βEN	31N	27/28M
●	●	●	●		●	●	
41 - 42M	654M	- 28M	71 - 72M	17M	βEM	31M	IVS1 - 1M
				●			
43M	- 32M	- 29M	- 30M	14 - 15M	CAP	IntM	IVS1 - 5M

图综 1 - 4 检测样品发生 CD17 突变，为突变纯合子

41 - 42N	654N	- 28N	71 - 72N	17N	βEN	31N	27/28M
●	●	●	●	●	●	●	
41 - 42M	654M	- 28M	71 - 72M	17M	βEM	31M	IVS1 - 1M
	●						
43M	- 32M	- 29M	- 30M	14 - 15M	CAP	IntM	IVS1 - 5M

图综 1 - 5 检测样品发生内含子 II 654 突变，为突变杂合子

【注意事项】

（1）膜条应置密封袋中室温下保存。

（2）所有液体试剂在使用前均应充分混匀。除 PCR 反应管外，其他冻存的液体试剂在开盖前均应

短暂离心。

（3）PCR 产物若不能当天使用则应置 -20℃保存，并在 1 周内杂交，放置过久产物降解会影响杂交效果。

（4）杂交全过程要避免用手直接接触膜条。

（5）显色过程应避光，可放入暗盒中操作。

（6）TMB 具有毒性，应注意防护。

（7）室温低于 20℃时，液体试剂可能会有结晶析出，用前应先温浴使之溶解并混匀。

【病例资料 2】

该病例相关的实验室检查结果如下：网织红细胞 5.2%，尿血红蛋白检测阴性，尿含铁血黄素试验阴性，血清铁蛋白 325.16ng/ml（正常 4.63～204ng/L）。骨髓增生明显活跃，红细胞系增生明显，以中、晚幼红增生为主；幼红细胞体积偏小，可见双核、母子核幼红细胞，胞质量少；粒系、巨核系增生活跃，细胞数量、形态无明显异常。成熟红细胞大小不一，部分细胞中心淡染区扩大，可见靶形红细胞、椭圆形、泪滴形、嗜碱点彩红细胞和嗜多色性红细胞；骨髓铁染色细胞内、外铁均明显增多。Ham 试验阴性；Coombs 试验直接、间接均为阴性；G-6-PD 活性 20.4NBTu（参考范围 6.8～20.5NBTu）；血红蛋白电泳可见 HbH 区带；基因型分析为（－－/－α）。

【病例分析】

该病例具有下列临床特点。

（1）患者网织红细胞升高 5.2%；外周血成熟红细胞大小不一，中心淡染区扩大，可见靶形红细胞、红细胞碎片；骨髓红系增生明显，以中晚幼红细胞为主，可见嗜多色性、嗜碱点彩红细胞；骨髓铁染色细胞内、外铁均明显增多，提示溶血性贫血的可能性较大。患者贫血时间长，为慢性贫血。脾大 3cm，提示有血管外溶血可能性；尿血红蛋白检测及尿含铁血黄素试验等阴性有助于排除血管内溶血。

（2）患者年龄小，贫血已近十年，无其他病史。检查见头颅稍大，鼻梁扁平，眼距增宽，皮肤黏膜苍白。血常规示血红蛋白降低为 72g/L，RBC 4.47×10^{12}/L，MCV、MCH 表现为小细胞低色素改变，WBC、PLT 正常。提示为遗传性疾病可能性较大，曾用铁剂、维生素 B_{12} 等治疗无好转，铁蛋白升高有助于排除造血原料不足引起的贫血。

（3）Ham 试验阴性有助于排除 PNH；Coombs 试验阴性有助于排除自身免疫溶血性贫血；G-6-PD 活性正常排除了 G-6-PD 酶缺乏所致贫血；血红蛋白电泳可见 HbH 区带，基因类型分析为（－－/－α），符合 α-珠蛋白生成障碍性贫血。

综合以上资料，诊断为 α-珠蛋白生成障碍性贫血。

【临床意义】

（1）溶血性贫血的实验室检查项目繁多，首先应肯定溶血的存在，然后分析溶血发生的部位，最后确定导致溶血发生的原因。

（2）临床上常需要鉴别血管内和血管外溶血，二者可同时存在，血管外溶血更为常见，其鉴别要点如下（表综 1-2）。

表综 1 – 2　血管内和血管外溶血的鉴别

鉴别点	血管内溶血	血管外溶血
病因	获得性多见	遗传性多见
红细胞主要破坏场所	血管内	单核 – 吞噬细胞系统
病程	急性多见	慢性多见
贫血、黄疸	常见	常见
肝、脾肿大	少见	常见
红细胞形态学改变	少见	常见
红细胞脆性	变化不大	红细胞脆性增加
血红蛋白血症	增高明显，常 > 100mg/L	轻度增高
血红蛋白尿	多见	一般无或少量
尿含铁血黄素	慢性溶血阳性	一般阴性
骨髓再障危象	少见	急性溶血加重时可见
LDH	增高	轻度增高

（3）由于不同原因所致的溶血性贫血患者骨髓象具有相似的特征，因此血片的红细胞形态检查有重要价值。临床上应结合患者病史、临床表现和初步的实验室检查结果选择特异性检查项目进行诊断。

（4）运用针对中国人 β–珠蛋白生成障碍性贫血常见突变的 RDB 技术进行检测分析，可一次检测未知样品中多个突变位点，可对珠蛋白生成障碍性贫血高风险胎儿做出快速的产前诊断。

（5）溶血性贫血的实验室检查除了进行血液学方面的检查外，还应结合生化、免疫等检查项目综合判断分析。

【实验要求】

（1）根据患者的病例资料及实验室检测结果，写出实验报告（实验报告要有结果讨论）。
（2）写出本次实验体会。

综合性实验二　PNH 的流式细胞学检测

PPT

一、CD55 和 CD59 检测

阵发性睡眠性血红蛋白尿症（paroxysmal nocturnal hemoglobinuria，PNH）是一种补体介导的以血管内溶血为主要特征的获得性造血干细胞基因突变的克隆性疾病。患者造血干细胞 X 连锁磷脂酰肌醇聚糖 A 类（phosphatidylinositolglycan complementation class A，PIG – A）基因突变，造成血液细胞膜表面糖基磷脂酰肌醇（glycosyl – phosphatidyl inositol，GPI）锚蛋白，如 CD55（C3 转化酶衰变加速因子）和 CD59（反应性溶血膜抑制物）等的缺失，以至于细胞对补体异常敏感，从而出现以血管内溶血为特征的一系列症状，进而发生贫血、骨髓衰竭和血栓形成，最终导致患者死亡。因此，利用流式细胞仪对血细胞膜表面 GPI 锚蛋白表达进行检测，即可对 PNH 进行诊断。

【实验目的】

掌握 CD55 和 CD59 检测的原理、方法、注意事项。

【实验原理】

PNH 的发病机制是血液细胞膜表面 GPI 锚连接蛋白，如 CD55 和 CD59 等的缺失，在骨髓及外周血产生了病态造血细胞系，致使血细胞对补体异常敏感，出现以血管内溶血为特征的一系列症状。因此，可通过检测 CD55 和 CD59 这两种常见的血细胞表面 GPI 锚连蛋白相关抗原的表达情况，辅助诊断 PNH。检测方法是根据免疫学原理，用 CD55 或 CD59 荧光标记的单克隆抗体，通过流式细胞仪检测红细胞和（或）粒细胞 CD55 和 CD59 细胞数，计算其百分率。

【实验仪器和材料】

1. 器材 流式细胞仪、旋涡混匀器、离心机、专用试管、加样器。

2. 试剂

（1）荧光标记的抗人 CD55 抗体（CD55 – FITC 或 – PE）。

（2）荧光标记的抗人 CD59 抗体（CD59 – FITC 或 – PE）。

（3）pH 7.4 磷酸盐缓冲液（PBS）。

（4）1% 多聚甲醛。

（5）溶血剂：80.2g NH_4Cl（1.5mol/L），8.4g $NaHCO_3$（0.1mol/L），3.7g $EDTA – Na_2$（10mmol/L）加蒸馏水 900ml，用 NaOH 或 HCl 调节 pH 为 7.4，再加蒸馏水至 1L 作为贮存液，可于 4℃保存 6 个月。临用时稀释 10 倍。

【实验步骤】

1. 标本采集 取患者 EDTA 或肝素钠抗凝的静脉血 1ml。

2. 红细胞 CD55、CD59 的检测

（1）用 pH 7.4 PBS 将检测标本红细胞数调整至大约 10000 个/μl。

（2）取两个专用试管分别加入相应 CD55 – FITC 和 CD59 – FITC 抗体试剂 20μl。

（3）向试管中加入 100μl 以上相应检测标本，混匀室温孵育 15 分钟。

（4）向试管中加入 2~3ml 的 PBS，混匀，1500r/min 离心 5 分钟。

（5）弃去上清液，加入 1% 多聚甲醛 500μl。

（6）放置约 5 分钟后上机检测，或 2~8℃避光保存（可保存 24 小时）后上机检测。

3. 粒细胞 CD55、CD59 检测

（1）取适量标本加入约相同体积的溶血剂，室温放置 5 分钟。

（2）1500r/min 离心 5 分钟，弃上清液。再用 PBS 洗涤一次，用 PBS 将细胞浓度调整为（3000~10000）个/μl。

（3）取两个专用试管分别进行标记，方法同红细胞的检测。

（4）放置约 5 分钟后上机检测，或 2~8℃避光保存（可保存 24 小时）后上机检测。

4. 流式细胞仪检测

（1）调校好流式细胞仪，设置 CD55 – FITC 和 CD59 – FITC 的直方图。

（2）在 FSC/SSC 对数图上设置粒细胞门，FSC/SSC 线性图上设置红细胞门。

（3）上机检测时收获 1 万至 2 万个细胞，以正常标本作为阳性对照，采集信号时将 CD55 – FITC 或 CD59 – FITC 的阳性峰值调至 10^4 左右。

【实验结果】

计算 CD55 或 CD59 低表达群的比例。

【注意事项】

（1）加样须准确，加入溶血剂后应使红细胞完全溶解。

（2）细胞群的设门应严格按仪器说明书进行，才能准确地获取和分析数据，从而得到临床诊断或研究中有价值的信息。

（3）每次检测必须同时作正常人对照。同时应作荧光标记抗人 IgG 的同型对照。

二、白细胞 Flaer 检测

【实验目的】

掌握白细胞 Flaer 检测的原理、方法、注意事项。

【实验原理】

荧光标记嗜水气单胞菌溶素前体的变异体（fluorescein – labeled proaerolysin variant，Flaer）可特异性地与细胞膜上的 GPI 结合，随后立即聚合成多聚体，插入细胞膜脂质双层，在膜上形成孔洞致溶破，故正常细胞呈阳性表达；PNH 细胞缺乏 GPI 蛋白而抵抗毒素保持细胞完好，呈阴性表达。因此，可以通过流式细胞仪检测有核细胞（主要是粒细胞和单核细胞）的 Flaer 荧光强度，分析相应细胞 GPI 的表达和缺失情况，有助于对 PNH 的诊断。此法为诊断 PNH 更敏感、特异的方法。为了对不同类型白细胞来源的 PNH 克隆进行诊断，通常将 Flaer（FITC）与 CD45、CD33 和 CD14 组合，采用流式四色分析技术进行测定。

【实验仪器和材料】

1. 器材　流式细胞仪、旋涡振荡器、台式离心机、专用试管、加样器。

2. 试剂

（1）抗体　CD45 – ECD、CD33 – PE、CD14 – PC5 抗体和 Flaer。

（2）阳性对照血　采用经过鉴定的 PNH 患者的静脉血。

（3）溶血剂　Optilyse C 如 Beckman Coulter 试剂 IM1401。

（4）抗体稀释液（含 3% 牛血清白蛋白的 PBS）　在 100ml 的 PBS 中，溶解 1.0g 的牛血清白蛋白和 0.1g 的 NaN₃。10ml/支分装后，−20℃ 保存。用前取出，室温溶解备用，余下的部分可 4℃ 保存备用 1 周。

（5）标本预处理试剂　①溶血剂：取甲酸 0.6ml，加入双蒸水至 500ml，混匀即成。②终止液：称取碳酸钠 3.00g、氯化钠 7.25g、硫酸钠 15.65g，溶解于 300ml 双蒸水中并补至 500ml。③固定剂：称取多聚甲醛 5g 加入到 300ml PBS 中，加入一小块固体 NaOH，使 pH 偏碱性助溶，充分搅拌，待多聚甲醛彻底溶解后，以 1mol/L 的 HCl 调 pH 至 7.4，用 PBS 补足 500ml。三者均室温保存。

（6）鞘液　即 PBS 溶液，也可采用检验科血液常规分析仪使用的鞘液。

（7）清洁液　可采用检验科血液常规分析仪使用的鞘液。

【实验步骤】

（1）标本采集：取患者 EDTA－K$_2$ 抗凝（紫盖管）的静脉血 2ml。

（2）标本白细胞悬液的制备。

1）取血液标本 100μl，加入溶血剂 625μl，旋涡器上振荡混匀 10 秒。

2）加入 PBS 3~4ml，混匀，1500r/min 离心 5 分钟，弃上清液。重复洗涤细胞 1 次。

3）向细胞沉淀加入 100μl 抗体稀释液，轻轻打散细胞沉淀。

（3）加样如下表（表综 2－1）。

表综 2－1　Flaer 检测加样

加样内容	阳性对照管（μl）	测定管（μl）
Flaer	10	10
CD33－PE	10	10
CD45－ECD	5	5
CD14－PC5	5	5
标本白细胞悬液	—	50
阳性对照血白细胞悬液	50	—

（4）手持试管轻轻摇匀，室温（16~22℃），避光放置 15~20 分钟。

（5）加入 PBS 4~5ml，混匀，1500r/min 离心 5 分钟，弃上清液。

（6）加入 PBS 900μl，固定剂 100μl，混匀。

（7）上机测定。

（8）流式细胞仪检测如下。

1）打开 Flaer 流式检测方案［CD45－ECD/CD33－PE/CD14－PC5/Flaer（FITC）］。设门可参考流式标准方法，其中的 R1 门为白细胞群，R2 门为单核细胞群，R3 门为中性粒细胞群，R4 门为淋巴细胞群。

2）将阳性对照管插入样品台，仪器自动进行测定。调节 FITC 对应的电压值，直到在与 R1 门（白细胞群）关联的图 FLAER/SS LIN 中出现明显分离的 FLAER$^-$ 和 FLAER$^+$ 细胞群为止；且在与 R2 门（单核细胞群）关联的图 FLAER/CD14－PC5 中，在 CD14$^-$FLAER$^-$ 区域出现阳性对照已知的单核细胞群 PNH 克隆百分数（一般达到 ±5% 即可）为止；且在 R3 门（中性粒细胞群）关联的图 FLAER/CD14－PC5 中，在 CD14$^-$FLAER$^-$ 区域出现阳性对照已知的中性粒细胞群 PNH 克隆百分数（一般达到 ±5% 即可）为止；且在 R4 门（淋巴细胞群）关联的图 FLAER/CD14－PC5 中，在 CD14$^-$FLAER$^-$ 区域出现阳性对照已知的淋巴细胞群 PNH 克隆百分数（一般达到 ±5% 即可）为止。然后，继续采集细胞，待 R1 门细胞数量达到 10 万个以上，停止上样，保存图像信息。

3）将测定管插入样品台，仪器自动进行测定，待 R1 门细胞数量达到 10 万个以上，停止上样，记录检验结果并保存图像信息。

【注意事项】

（1）严重脂血、凝血标本原则上不能检测。

（2）标本采集后应尽量在 6 小时内检测，特殊情况下不能及时检测时，标本应放于室温（16~22℃），但不能超过 48 小时。

（3）阳性对照管十分重要，原则上每日的每批检验均需要阳性对照管的平行测定，以确定各荧光通道的电压、增益选择，以及仪器性能和试剂质量控制等。

（4）由于 Flaer 对光异常敏感，孵育时必须严格避光，孵育后的细胞洗涤过程也尽量在避光条件下进行，并立即上机测定。

（5）Flaer 试剂有两种类型，包括液体试剂和粉剂，其中液体试剂性质更稳定，PNH 阳性诊断率更高。

【综合应用】

CD55、CD59 和 Flaer 检测在 PNH 中应用：CD55 和 CD59 表达测定是 PNH 诊断的特异性、敏感性较高的指标，根据红细胞 CD55 和 CD59 表达水平，特别是 CD59 表达水平，可以将 PNH 分为 Ⅰ、Ⅱ、Ⅲ三种类型，Ⅰ型 PNH 表达正常细胞，Ⅱ型 PNH 红细胞部分缺乏，Ⅲ型 PNH 红细胞完全缺如。与 CD55、CD59 比较，白细胞 Flaer 对 PNH 患者中性粒细胞的测定更为清晰、准确。在检测 PNH 克隆细胞上，白细胞 Flaer 的灵敏度很高，它还可以与其他单克隆试剂共同使用，检测 PNH 克隆细胞的 GPI 相关锚蛋白和非 GPI 相关锚蛋白。对 PNH 患者来说，白细胞尤其是中性粒细胞 GPI 锚连蛋白的表达对疾病的诊断更有意义。这是由于溶血造成红细胞破裂，导致 PNH 克隆减少，而中性粒细胞则反映了 PNH 患者的实际情况，对检测微小克隆比 CD55、CD59 更敏感、清晰、直观。因此在粒细胞分析时，粒细胞检测需用系列特异性抗体设门，一般检测少量克隆细胞或恶化程度较高的患者，更需要注意使用多参数设门以保证检测细胞均为目标细胞。

（刘　旻　陈海生　周剑锋）

第四章 白细胞疾病检验

 实验三十一 急性淋巴细胞白血病形态检查

PPT

【实验目的】

掌握急性淋巴细胞白血病（acute lymphocytic leukemia，ALL）的血象、骨髓象特点；掌握急性淋巴细胞白血病原始淋巴细胞的形态学特点；熟悉急性淋巴细胞白血病骨髓检查的报告方法，了解其典型的临床特点。

【实验仪器和材料】

1. 器材 光学显微镜、香柏油、油镜清洗剂和擦镜纸等。

2. 标本 急性淋巴细胞白血病骨髓涂片

【实验步骤】

寻找合适观察区域：低倍镜下判断骨髓增生程度、巨核细胞计数和分类等。选择合适的观察区域，在油镜下观察各阶段细胞。急性淋巴细胞白血病骨髓涂片形态特征如下。

1. 血象 白细胞总数多数增高，少数可明显增高，约 1/3 的成人 ALL 白细胞数可正常或减少。大多数患者有不同程度红细胞和血红蛋白的减少，常为正细胞正色素性贫血；血小板数量多数患者明显减少。外周血分类中出现数量不等的原始淋巴细胞，部分患者可高达 90%。涂抹细胞（篮细胞）较其他类型白血病更易见到，中性粒细胞数量减少，部分患者可见少量幼稚红细胞。在急淋继发免疫性溶血性贫血时成熟红细胞可见嗜多色、豪 – 乔氏小体等形态。

2. 骨髓象 骨髓有核细胞增生明显活跃或极度活跃，增生活跃以下的病例少见。涂片以原始淋巴细胞增生为主，比例 ≥20%，可高达 80%~90%；该类白血病细胞形态异常，胞质量偏少，着色浅蓝，可有数量不等的空泡，无棒状小体（Auer 小体），部分患者原始淋巴细胞胞质内偶见细小紫红色颗粒；细胞核形态规则或不规则，可有凹陷、折叠、切迹及裂痕；核染色质为细颗粒、粗颗粒或小块状，排列致密，着色深紫红色，核仁常偏小或不清晰，数目 1~3 个；涂片尾部的涂抹细胞易见，这是急性淋巴细胞白血病的形态特征之一。成熟淋巴细胞常减少，粒细胞及红细胞系统增生受抑制，巨核细胞数量常减少或不见。

【注意事项】

（1）观察和诊断急性白血病时要强调综合思维的培养，也就是结合小综合（单细胞各要素的综合）、中综合（从典型细胞推测不典型细胞）、大综合（结合涂片细胞以外的资料）来识别每一个细胞，最终完成一份标本的诊断。

（2）观察急性白血病骨髓象时，对细胞分裂象的观察也有助于判断增生细胞的类型。例如淋巴细胞系统染色体的形态特点是粗而短，单核细胞系统染色体的特点是细而长。

（3）对于少数形态不典型细胞应采用一元论进行细胞归类，毕竟多系白血病细胞增生少见。部分白血病细胞由于胞质少、核染色质浓集、核仁不明显等特点易被误认为成熟淋巴细胞，其实该类患者的成熟淋巴细胞并不增多。

（4）细胞学检查易见涂抹细胞，有时也可作为急性淋巴细胞白血病的一个形态特点。但也要注意区分推片操作不当等人为因素引起的涂抹细胞增加。

（5）不典型的初诊急性淋巴细胞白血病应注意与急性髓细胞白血病微分化型、急性髓细胞白血病未成熟型等白血病鉴别，细胞化学染色可协助鉴别，例如 ALL 的 PAS 染色可出现较多阳性颗粒，MPO、SBB 染色的阳性细胞 <3% 等。

（6）少数 B 淋巴细胞性白血病细胞边缘有伪足样突起，另有少数淋巴细胞性白血病细胞胞质内出现较明显颗粒，所以对某些不典型淋巴细胞白血病的诊断不从形态学角度下明确定论。可做出"提示急性淋巴细胞白血病"的诊断，进一步进行免疫学检查来证实形态学的诊断并分型。

（7）填写骨髓报告单时，应将原始淋巴细胞形态重点描述。

（8）急性淋巴细胞白血病以儿童、青少年多发，常伴有肝、脾及淋巴结肿大；易侵犯脑膜并发中枢神经系统白血病。

 ## 实验三十二 急性髓系白血病形态检查

PPT

一、急性髓细胞白血病微分化型（AML with minimal differentiation）

【实验目的】

掌握急性髓细胞白血病微分化型（acute myeloblastic leukemia with minimal differentiation）的血象、骨髓象特点；熟悉白血病细胞有类淋巴细胞样改变的形态特点及与 ALL 白血病细胞的鉴别点；熟悉骨髓检查的报告方法，了解急性髓细胞白血病微分化型流式细胞仪免疫标记分析的重要性。

【实验仪器和材料】

1. 器材 光学显微镜、香柏油、油镜清洗剂和擦镜纸等。

2. 标本 急性髓细胞白血病微分化型骨髓涂片。

【实验步骤】

寻找合适观察区域：低倍镜下判断骨髓增生程度、巨核细胞计数和分类等。选择合适的观察区域，在油镜下观察各阶段细胞。急性髓细胞白血病微分化型骨髓涂片形态特征如下。

1. 血象 外周血红细胞和血红蛋白减少，多为正细胞正色素性贫血。白细胞数量多数低，可低至 $0.6 \times 10^9/L$，高者可达 $100 \times 10^9/L$。外周血原始细胞可见，但比例一般不高。血小板常减低或正常。

2. 骨髓象 有核细胞增生明显活跃或极度活跃，原始细胞≥20%，高者可达90%以上。白血病细胞胞体一般较小，酷似原始淋巴细胞，但部分患者的原始细胞体积偏大、胞质量少，灰蓝色，较透明，无颗粒和 Auer 小体；核圆形、核染色质致密、排列较规则，核仁较小、数目 1~2 个；红细胞、巨核细胞两系细胞呈不同程度减少，形态多无明显异常。

【注意事项】

（1）急性髓细胞白血病微分化型的形态学特点与 ALL 较难鉴别，常规细胞化学染色 MPO 及 SBB 阳性率 <3%，易被误诊为 ALL，需结合流式细胞免疫分析才能诊断。

（2）急性髓细胞白血病微分化型流式免疫学检查：髓系分化抗原 CD13、CD33、CD117 中至少有两种阳性；不表达 B、T 系列特异性抗原，但可表达 CD7、TDT。

二、急性髓系白血病未成熟型（AML without maturation）

【实验目的】

掌握急性髓系白血病未成熟型（acute myeloid leukemia without maturation）的血象、骨髓象特点；熟悉小原始粒细胞有类似淋巴细胞样改变的形态特征；熟悉急性髓系白血病未成熟型的骨髓检查报告方式。

【实验仪器和材料】

1. **器材** 光学显微镜、香柏油、油镜清洗剂和擦镜纸等。
2. **标本** 急性髓系白血病未成熟型骨髓涂片。

【实验步骤】

寻找合适观察区域：低倍镜下判断骨髓增生程度、巨核细胞计数和分类等。选择合适的观察区域，在油镜下观察各阶段细胞。急性髓系白血病未成熟型骨髓涂片形态特征如下。

1. **血象** 外周血红细胞和血红蛋白减少，多为正细胞正色素性贫血，可见幼红细胞，红细胞系统形态无明显异常。多数患者白细胞数量增多，少数患者白细胞数量减少，外周血可出现原始粒细胞和中、晚幼粒细胞，以原始粒细胞增多为主，部分原始粒细胞胞质可见少量颗粒或 Auer 小体。血小板数量减少。

2. **骨髓象** 有核细胞增生极度活跃或明显活跃，少数病例增生活跃甚至减低。以原始粒细胞增生为主，原始粒细胞≥20%。原始粒细胞形态表现多为细胞大小不等，胞质量较少，呈深蓝色，无紫红色颗粒，可见 Auer 小体，胞核呈圆形或椭圆形，染色质较细致，排列规则，可见核仁 1~3 个，部分原始粒细胞形态也可表现为胞质偏多，胞质中出现少量细小紫红色颗粒。早幼粒细胞较少见，中幼及其以下阶段粒细胞罕见或不见（小于 10%）。红细胞、巨核细胞两系细胞增生明显受抑制。

【注意事项】

（1）急性髓系白血病未成熟型的个别小原始粒细胞虽与原始淋巴细胞形态学上较为相似，但通过查找颗粒增多的背景细胞及 Auer 小体，可加以区别。

（2）细胞化学染色：MPO 及 SBB 染色至少有 3% 的原粒细胞阳性。

（3）填写骨髓报告单时，应将粒细胞系统描述置首位，要从外到内详细描述原始粒细胞形态特征。

三、急性髓系白血病部分成熟型（AML with maturation）

【实验目的】

掌握急性髓系白血病部分成熟型（acute myeloid leukemia with maturation）的血象、骨髓象特点及异常中性中幼粒细胞形态特点；熟悉急性髓系白血病部分成熟型骨髓检查报告方式。

【实验仪器和材料】

1. 器材 光学显微镜、香柏油、油镜清洗剂和擦镜纸等。

2. 标本 急性髓系白血病部分成熟型骨髓涂片。

【实验步骤】

寻找合适观察区域：低倍镜下判断骨髓增生程度、巨核细胞计数和分类等。选择合适的观察区域，在油镜下观察各阶段细胞，急性髓系白血病部分成熟型骨髓涂片形态特征为：

1. 血象 外周血红细胞和血红蛋白减少，多为正细胞正色素性贫血，少数病例可见幼稚红细胞。白细胞中度升高与急性髓系白血病未成熟型相似，原始粒细胞增多，可见早幼粒细胞、少数中性中、晚幼粒细胞，白血病细胞中可见 Auer 小体。血小板中度至重度减少。部分患者多表现为全血细胞减少，易被误诊为再生障碍性贫血。

2. 骨髓象 骨髓有核细胞增生极度活跃或明显活跃，骨髓中原始粒细胞 >20%，且成熟阶段粒细胞之和 >10%，单核细胞 <20%，约半数病例可见 Auer 小体。原始细胞形态可表现为细胞大小异常，形态多变，胞体畸形有瘤状突起等，核规则或不规则、核染色质细颗粒状、排列规则，核仁多（2~4个）而清晰，早幼粒及其以下各阶段粒细胞也较易识别。部分病例可出现小原粒细胞。细胞退行性变多见，胞核胞质可出现空泡变性。部分患者以形态异常的中性中幼粒细胞增生为主，异常中性中幼粒细胞呈"核幼质老"之核质发育不平衡现象，核染色质细致疏松，核仁大且明显，胞质量丰富，内含较多粉红色细小均匀弥散或成片状分布的中性颗粒，易见空泡，Auer 小体少见。红细胞系及巨核细胞系增生均减低。

【注意事项】

（1）急性髓系白血病部分成熟型的临床表现和血象特点与急性髓系白血病未成熟型相似，二者区别主要在于骨髓象中下阶段粒细胞的比例，部分成熟型骨髓中下阶段粒细胞 >10%。

（2）部分患者以异常中性中幼粒细胞为主，该类异常中性中幼粒细胞表现为明显的胞质偏红、颗粒均匀成片，胞质量增多，核浆比显著减小，但核染色质似原始细胞。因有重现性 t（8；21）（q22；q22）染色体和 *RUNX1∷RUNX1T1* 融合基因阳性，对于细胞比例是否达到 20% 并无要求，临床预后较好，所以要仔细鉴别。

（3）个别患者中性中幼粒细胞虽增多，但形态异常不明显，可能为不典型 MDS，应注意鉴别，需结合染色体与融合基因谨慎报告。

（4）填写骨髓报告单时，应详细描述病理细胞形态特点及有无 Auer 小体。

四、急性粒 – 单核细胞白血病

【实验目的】

掌握急性粒 – 单核细胞白血病（acute myelomonocytic leukemia）的血象、骨髓象特点；熟悉急性粒 – 单核细胞白血病形态学特点；熟悉急性粒 – 单核细胞白血病骨髓检查报告方式。

【实验仪器和材料】

1. 器材　光学显微镜、香柏油、油镜清洗剂和擦镜纸等。
2. 标本　急性粒 – 单核细胞白血病骨髓涂片。

【实验步骤】

寻找合适观察区域：低倍镜下判断骨髓增生程度、巨核细胞计数和分类等。选择合适的观察区域，在油镜下观察各阶段细胞，急性粒 – 单核细胞白血病骨髓涂片特征如下。

1. 血象　外周血白细胞数多增高、也可正常或减少。外周血可见粒细胞系统和单核细胞系统的早期细胞，胞质中易见 Auer 小体和吞噬现象，早幼粒以及其以下各阶段粒细胞和成熟单核细胞易见。个别患者可表现为嗜酸性粒细胞增多，红细胞和血红蛋白中度至重度减少，血小板数量明显减少。

2. 骨髓象　有核细胞增生极度活跃或明显活跃，急性粒 – 单核细胞白血病的诊断相对比较困难，主要看涂片是否存在有染色质排列规则和染色质明显扭曲折叠的两类细胞，按 WHO 急性髓系白血病诊断及分型标准（2022），骨髓中原始粒细胞 + 原始/幼稚单核细胞≥20%，其中单核细胞系≥20%，且成熟粒细胞≥20%，或白血病细胞同时具有粒系及单核系的特征。原始粒细胞形态类似急性粒细胞白血病未成熟型，原单、幼单胞体大，胞核多不规则，呈凹陷、折叠等，染色质疏松，核仁 1 个至多个不等，胞质丰富呈灰蓝色，大多无颗粒，或出现细而小的颗粒。红系及巨核系增生均减低。约占 20% 的急性粒 – 单核细胞白血病可能伴有异常嗜酸性粒细胞的增多。

【注意事项】

（1）由于急性粒 – 单核细胞白血病是粒细胞、单核细胞两个系统的恶性增生，应与其他粒系或单核系的急性白血病相鉴别。可以通过 MPO、氯乙酸 AS – D 萘酚酯酶和 α–醋酸萘酚酯酶染色进行鉴别。

（2）个别急性粒 – 单核细胞白血病病例嗜酸性粒细胞明显增多并有形态异常，如核不分叶，嗜酸性颗粒粗大不均，伴有较多灰色或嗜碱性颗粒等，也应提示临床作相关染色体和基因检查。

（3）填写骨髓报告单时，应详细描述粒细胞系和单核细胞系的比例及两系细胞的形态特点。

五、急性单核细胞白血病

【实验目的】

掌握急性单核细胞白血病（acute monocytic leukemia，）的血象、骨髓象特点；熟悉急性单核细胞白血病形态特点；熟悉急性单核细胞白血病骨髓检查报告方式。

【实验仪器和材料】

1. 器材　光学显微镜、香柏油、油镜清洗剂和擦镜纸等。

2. 标本　急性单核细胞白血病骨髓涂片。

【实验步骤】

寻找合适观察区域：低倍镜下判断骨髓增生程度、巨核细胞计数和分类等。选择合适的观察区域，在油镜下观察各阶段细胞，急性单核细胞白血病骨髓涂片特征如下。

1. 血象　多数患者白细胞数量偏低，分类以原始、幼稚单核细胞增多为主。原始和幼稚单核细胞胞质中可见细长的 Auer 小体。幼稚红细胞和幼稚粒细胞少见，外周血红细胞和血红蛋白中度至重度减少。血小板数量显著减少。

2. 骨髓象　骨髓有核细胞增生极度活跃或明显活跃。骨髓中单核细胞系各阶段细胞之和（成熟单核细胞、幼稚单核细胞、原始单核细胞）≥80%，且粒细胞系统各阶段细胞之和均应 <20%。该类白血病细胞的形态特点是胞体较大，形态多变，胞质量较多呈灰蓝色，可有伪足和内外层胞质，外层胞质呈淡蓝色，常透明，无颗粒或颗粒甚少，内层胞质呈灰蓝色，颗粒偏细、稀疏，常有空泡和偶见被吞噬物；白血病细胞中有时可见 1 ~ 2 条 Auer 小体，单个细胞内 Auer 小体数量常不超过 3 条，典型的 Auer 小体呈细长形。胞核不规则、较大，形态呈马蹄形、笔架形、肾形等，核染色质有内切、扭曲、折叠现象，染色质细致、疏松呈网状排列，着色偏淡，核仁清晰而偏大，数目 1 ~ 2 个。

【注意事项】

（1）急性单核细胞白血病的细胞核，特别是幼稚单核细胞之核存在明显内切、折叠现象可作为一个重要特征加以鉴别。细胞化学染色，特别是非特异性酯酶 + 氟化钠抑制试验有利于粒、单细胞的鉴别。

（2）原始单核细胞的特征没有幼稚单核细胞明显，骨髓中的原始和幼稚单核细胞特征有时没有血片中典型。

（3）书写骨髓报告单时，应详细描述单核细胞系的比例及白血病细胞的形态特点。

（4）急性粒 – 单核细胞白血病及急性单核细胞白血病患者在临床上易见皮肤黏膜或内脏器官的白血病细胞浸润。

 实验三十三　急性早幼粒细胞白血病的形态检查

PPT

【实验目的】

掌握急性早幼粒细胞白血病（acute promyelocytic leukemia，APL）的血象和骨髓象特点、异常早幼粒细胞及"柴捆细胞"的形态特点；能够正确填写急性早幼粒白血病的骨髓检查报告单。

【实验仪器和材料】

1. 器材　光学显微镜、香柏油、油镜清洗剂和擦镜纸等。

2. 标本 急性早幼粒细胞白血病骨髓涂片。

【实验步骤】

寻找合适观察区域：低倍镜下判断骨髓增生程度、巨核细胞计数和分类等。选择合适的观察区域，在油镜下观察各阶段细胞，急性早幼粒细胞白血病骨髓涂片特征如下。

1. 血象 外周血红细胞和血红蛋白中度至重度减低。多数病例白细胞数增高，少数病例白细胞数减少，常有三系减少，类似于再生障碍性贫血的血象。分类以异常早幼粒细胞为主，原始粒细胞及其他各阶段的粒细胞少见，片尾可见较多颗粒外泄的破碎早幼粒细胞，胞质中 Auer 小体易见，甚至可找到"柴捆细胞"。血小板中度至重度减少。

2. 骨髓象 多数病例骨髓有核细胞增生明显或极度活跃，少数病例增生减低。以颗粒增多的异常早幼粒细胞增生为主，可见少量原始和中幼粒细胞。异常早幼粒细胞的形态特点：胞体大小不一且不规则；胞质中颗粒多而密集，多为紫红色大小不等的嗜苯胺蓝颗粒，有的细胞可见内外胞质，内浆量较多，有丰富的颗粒，而外浆量少，无或有少量颗粒；胞核较正常早幼粒细胞小，核形不规则，有分叶、凹陷、折叠等单核细胞样改变，核染色质疏松，易见核旁小体，有核仁 1～3 个；白血病细胞胞质中多见短而粗的 Auer 小体，呈束状交叉排列，酷似柴捆样，故称"柴捆细胞"（faggot cell）。按照胞质中颗粒粗细不同，APL 型白血病形态上可分为二型：①胞质中以粗大、密集或融合的嗜苯胺蓝颗粒为主的称为粗颗粒型，Auer 小体多见，②胞质中以密集而细小的嗜苯胺蓝颗粒为主的称细颗粒型，核扭曲、折叠，需与急单进行区分。幼稚红细胞、巨核细胞均明显减少。

【注意事项】

（1）APL 细胞的核形变化大，易被误诊为急性粒单核细胞白血病、急性单核细胞白血病。单纯形态学辨认困难时可以通过细胞化学染色（如：MPO、SBB 强阳性）和流式细胞仪免疫标记（如 CD34、HLA – DR 阴性）等加以补充鉴别。

（2）填写骨髓报告单时，应详细描述粒系细胞的比例、异常早幼粒细胞的形态结构及有无柴捆样 Auer 小体等。

（3）APL 患者临床上更易见皮肤黏膜出血现象，易引起 DIC。

 实验三十四　慢性髓细胞白血病形态检查

PPT

【实验目的】

掌握慢性髓细胞白血病（chronic myelocytic leukemia，CML）血象、骨髓象特点；掌握 CML 白血病细胞的形态特点；熟悉 CML 骨髓检查报告单的报告方法，了解典型的临床特点。

【实验仪器和材料】

1. 器材 光学显微镜、香柏油、油镜清洗剂和擦镜纸等。
2. 标本 慢性髓细胞白血病骨髓涂片。

【实验步骤】

寻找合适观察区域：低倍镜下判断骨髓增生程度、巨核细胞计数和分类等。选择合适的观察区域，在油镜下观察各阶段细胞，慢性髓细胞白血病骨髓涂片特征如下。

1. 血象 外周血红细胞和血红蛋白早期正常或轻度减少，随着病情发展，血红蛋白减低更趋明显，多为正细胞正色素性贫血。白细胞数显著增高，初期一般多超过 20×10^9/L，随病情进展可增高至 $(100 \sim 300) \times 10^9$/L。白细胞分类以粒细胞为主，可见各阶段粒细胞，慢性期可见中性中幼粒、晚幼粒细胞，原始粒细胞 $<10\%$。随着病情进展，原始细胞可增多，急变期可原始粒细胞 $\geqslant 20\%$ 或存在原始淋巴细胞。常伴嗜酸、嗜碱性粒细胞增多，部分患者嗜碱性粒细胞可高达 $10\% \sim 20\%$，是慢性粒细胞白血病的特征之一。血小板早期增多或正常，急变期减少，可见巨大血小板和畸形血小板。成熟和幼稚单核细胞少见（$<1 \times 10^9$/L）。

2. 骨髓象 骨髓有核细胞增生极度活跃，粒红比值显著增高，可高达 $(10 \sim 50)$：1。粒系细胞极度增生，各阶段粒细胞均可增多。

（1）慢性期 有核细胞增生明显或极度活跃，以中性中幼粒、晚幼粒及杆状核粒细胞增生为主，原始粒细胞 $<10\%$，嗜碱性粒细胞和嗜酸性粒细胞明显增多；异常增生的粒细胞可见双核、核分叶增多、核分叶减少及"核幼质老"之核质发育不平衡等异常现象。红细胞系统早期增生欠活跃，晚期增生受抑制，各阶段的幼红细胞明显减少。巨核细胞和血小板早期可明显增多或正常，晚期常减少。巨核细胞体积常偏小，成熟阶段为主，呈"侏儒"状改变。

（2）急变期 大多数病例发展为急粒变，占 $50\% \sim 60\%$，其次为急淋变，占 $20\% \sim 30\%$，少数患者可急变为单核细胞等类型的急性白血病。具备下列之一者①血象或骨髓象中原始髓系细胞 $\geqslant 20\%$。②存在髓外原始细胞浸润。③外周血或骨髓中原始淋巴细胞比例增高（对比例目前尚无明确要求）。

【注意事项】

（1）CML 慢性期主要表现为粒系细胞的改变，填写骨髓报告单时要重点描述各阶段粒系细胞及嗜碱、嗜酸性粒细胞的比例和形态特点。

（2）对一些不典型的病例，如嗜碱性粒细胞并不易见、WBC 增高并不明显、血片幼稚粒细胞少见等情况，要注意与反应性骨髓象的鉴别。要结合中性粒细胞碱性磷酸酶（NAP）积分、Ph 染色体及 *BCR::ABL* 融合基因等检查。

（3）CML 后期也可出现轻度继发性骨髓纤维化，应注意与原发性骨髓纤维化相鉴别，两者均可出现"干抽"现象，血片常见泪滴形红细胞，骨髓涂片及活检切片中可见大量网状纤维细胞，鉴别诊断主要依靠遗传学与分子生物学检查。

（4）临床表现脾肿大是 CML 的重要临床特征之一。

实验三十五 形态定义的骨髓增生异常性肿瘤的形态检查

PPT

【实验目的】

掌握形态定义的骨髓增生异常性肿瘤 [myelodysplastic neoplasms（MDS），morphologically defined]

血象、骨髓象特点；熟悉 MDS 形态学特点及诊断与分型标准；能够正确填写 MDS 骨髓检查报告单。

【实验仪器和材料】

1. 器材 光学显微镜、香柏油、油镜清洗剂和擦镜纸等。

2. 标本 形态定义的骨髓增生异常性肿瘤骨髓涂片。

【实验步骤】

寻找合适观察区域：低倍镜下判断骨髓增生程度、巨核细胞计数和分类等。选择合适的观察区域，在油镜下观察各阶段细胞，形态定义的骨髓增生异常性肿瘤骨髓涂片特征如下。

1. 血象 半数以上患者全血细胞减少，血红蛋白 <130g/L（男性）或血红蛋白 <120g/L（女性），中性粒细胞绝对值 <1.8×10^9/L，血小板计数 <150×10^9/L，部分患者粒、红两系细胞减少，少数患者仅一系细胞减少，并出现病态造血。患者一般表现为不同程度的贫血，外周血中红细胞通常呈正细胞正色素或大细胞正色素，而低色素红细胞通常色素不均或双形性。

（1）红细胞 成熟红细胞大小不均、形态不一，可出现有核红细胞、巨大红细胞、球形红细胞、靶形红细胞、嗜碱性点彩红细胞、嗜多色性红细胞等数量不等的异形红细胞。

（2）白细胞 有不同程度的质与量的改变。白细胞数可表现为增多、正常或减少。根据不同的 MDS 亚型，外周血可以出现或不出现原始细胞（建议分类 200 个细胞），低原始细胞 MDS（MDS with low blasts，MDS – LB）和低增生性 MDS（MDS，hypoplastic，MDS – h）外周血原始细胞 <2% 且未见 Auer 小体。原始细胞增高 MDS（MDS with increased blasts，MDS – IB）中，MDS – IB1 外周血原始细胞 2%~4% 且未见 Auer 小体，MDS – IB2 外周血原始细胞 5%~19% 或查见 Auer 小体，MDS 伴纤维化（MDS – f）外周血原始细胞 2%~19%。

外周血中性粒细胞可见不同程度病态造血，包括：巨幼样变、胞质内颗粒减少、核分叶过多或过少，甚至不分叶。部分患者外周血可以见到双核幼稚粒细胞、双杆状核粒细胞、环形杆状粒细胞等病态造血现象，可见单核细胞增多。

（3）血小板 多数病例血小板减少，少数病例可增多。血涂片上血小板大小不均、可见各类血小板形态异常，如巨大血小板、畸形血小板、颗粒减少血小板，偶见小巨核细胞及裸核巨核细胞。

2. 骨髓象 骨髓有核细胞增生活跃或明显活跃，少数病例可增生减低。形态定义的 MDS 的骨髓象要关注两个方面的变化：一是原始细胞的比例；二是髓系细胞病态造血的比例。按 WHO 骨髓增生异常性肿瘤诊断及分型标准（2022），MDS – LB 和 MDS – h 中骨髓原始细胞 <5% 且未见 Auer 小体。MDS – IB1 骨髓原始细胞 5%~9% 且未见 Auer 小体，MDS – IB2 骨髓原始细胞 10%~19% 或查见 Auer 小体，MDS – f 骨髓原始细胞 5%~19%。

MDS – LB 要求粒系和（或）红系和（或）巨核系病态造血细胞比例分别≥各系细胞 10%。

（1）红细胞系 红系细胞多增生活跃或明显活跃，少数患者增生减低。红系病态造血常见巨幼样变、双核、多个核、核出芽、核间桥、核碎裂等细胞核异常，以及胞质空泡、糖原染色（PAS）阳性、环形铁粒幼细胞等细胞质异常。

（2）粒细胞系 粒系细胞增生活跃或减低，但常为减低，伴有细胞成熟障碍。粒系细胞最常见的病态造血包括：类巨幼样变、核分叶过少（假 Pelger – hüet 异常）、核分叶过多（≥6 叶）、双核、环杆状核、胞质颗粒减少等。

（3）巨核细胞系 巨核细胞数量可正常、增多或减少，可见巨核细胞系病态造血，如小巨核细胞、微小巨核细胞、单圆巨核细胞、双圆巨核细胞、多圆巨核细胞。微小巨核细胞（体积类同于淋巴细胞大小）对 MDS 的诊断意义相对较大，其特点是细胞大小与成熟淋巴相似，但胞质嗜碱性强，不透明，边缘不齐呈云雾状，部分可见少许血小板黏附。骨髓涂片中易见到巨大和畸形血小板。

3. 细胞化学染色骨髓铁染色　铁粒幼红细胞增多，可见环形铁粒幼红细胞；环形铁粒幼红细胞是指骨髓片经铁染色后观察幼红细胞胞质内蓝色颗粒在 5 颗以上且围绕核周 1/3 以上者。部分类型的幼红细胞 PAS 染色阳性。

【注意事项】

（1）2022 版 WHO 引入了骨髓增生异常肿瘤（myelodysplastic neoplasms，MDS）来取代既往骨髓增生异常综合征（myelodysplastic syndrome）的命名，强调其肿瘤性质并与 MPN 对应，同时将 MDS 分为两大类：遗传异常定义的 MDS，和形态学定义的 MDS。形态学定义的 MDS 包括低原始细胞 MDS（MDS - LB）、低增生性 MDS（MDS - h）以及原始细胞增高 MDS（MDS - IB）。

（2）形态学定义的 MDS 的诊断需要结合临床和一般血液学检查的结果，形态学诊断最重要的依据是原始细胞的比例及各系血细胞的病态造血比例，尤其是 MDS - LB 要求粒系和（或）红系和（或）巨核系病态造血细胞比例分别≥各系细胞 10%，因此制作高质量的血片、骨髓片，涂片和染色质量对病态造血的评价影响较大。

（3）巨幼细胞贫血、再生障碍性贫血、阵发性睡眠性血红蛋白尿症、意义未明的克隆性血细胞减少症（CCUS）等能引起血细胞减少，感染、化疗药物、自身免疫性疾病等亦可导致血细胞减少及病态造血，诊断形态学定义的 MDS 时应详细了解病史及明确诱因，尤其是原始细胞不高的病例，尽量完善细胞遗传学、分子遗传学等相关检查，进行鉴别诊断。

实验三十六　浆细胞骨髓瘤形态检查

微课/视频　　　　PPT

【实验目的】

掌握浆细胞骨髓瘤的血象、骨髓象特点；掌握骨髓瘤细胞的形态学特点；熟悉其骨髓检查报告单的报告方法，了解其临床特点。

【实验仪器和材料】

1. 器材　光学显微镜、香柏油、油镜清洗剂和擦镜纸等。
2. 标本　浆细胞骨髓瘤的血涂片和骨髓涂片等。

【实验步骤】

低倍镜下选择合适的观察区域，然后在油镜下观察细胞。

1. 血象　早期无明显异常，绝大多数的患者外周血红细胞和血红蛋白呈不同程度的减低，多为正细胞、正色素性贫血。贫血随病情的进展呈进行性加重。血涂片中成熟红细胞常呈"缗钱状"排列。白细胞数正常或偏低，分类淋巴细胞相对增多。部分患者血涂片可见到骨髓瘤细胞（如果瘤细胞 >20% 或绝对值≥2.0×10^9/L，应诊断为浆细胞白血病）。血小板计数正常或偏低。早期三系无明显变化，晚期患者会出现全血细胞减少。

2. 骨髓象　骨髓有核细胞增生活跃或明显活跃。粒细胞系、红细胞系及巨核细胞系增生活跃或部分增生受抑制，受抑制程度与骨髓瘤细胞增生程度呈正相关，如果骨髓瘤细胞明显增生，则正常细胞增生明显受抑制甚至缺如。成熟红细胞常呈"缗钱状"排列。骨髓瘤细胞明显增生，占有核细胞的10%以上。典型骨髓瘤细胞的形态特点为：胞体大小不一，可见体积巨大的骨髓瘤细胞，呈圆形、椭圆形，可见伪足；胞质较丰富，染深蓝或灰蓝色，边缘可有火焰状不透明胞质，常含少量嗜天青颗粒和呈泡沫状的空泡；胞核规则、圆形，明显偏位，有时可见双核、多核、巨大核及畸形核，可见核旁小体，原始型骨髓瘤细胞的核染色质呈粗颗粒状，但多数骨髓瘤细胞为幼稚型，染色质呈粗大颗粒或粗块状，排列疏松，着紫红色，可有1~2个大而清晰的核仁。骨髓瘤还可见下列细胞或内含物：①火焰细胞，因瘤细胞分泌黏蛋白（多为IgA），胞质边缘或整个胞质呈红色而得名，个别出现的火焰细胞有时也可见于正常人或其他良性疾病。②桑椹状细胞，胞质中含有大量空泡（多为分泌的免疫球蛋白）。③葡萄状细胞，胞质中含有大量浅蓝色空泡（排列似葡萄状）。④Russel小体，为粗大、红色、圆形的嗜酸性包涵体。

【实验结果】

骨髓象中异常浆细胞比例≥10%；考虑浆细胞骨髓瘤；若骨髓象中异常浆细胞比例<10%，不除外浆细胞疾病。书写实验报告。

【注意事项】

（1）浆细胞骨髓瘤好发中于老年人，常有血钙（calcium）升高、肾（renal）功能受损、贫血（anemia）和骨（bone）疼痛，等临床表现，这几个主要症状的首字母分别是 C－R－A－B，也就是常说的"螃蟹"症状。

（2）该病初期可表现为骨髓局灶性浆细胞异常增生，其后才发生整个骨髓病变。因此在初诊时，要注意多部位穿刺，特别是注意在疼痛或骨损部位穿刺，并注意观察骨髓涂片尾部及边缘的细胞，避免漏诊。

（3）观察浆细胞骨髓瘤骨髓片和血片时，应注意红细胞的"缗钱状"排列方式，不宜在太厚的部位或尾部观察。因为在厚的部位红细胞几乎都呈"缗钱状"排列，而在尾部由于红细胞比较稀疏不容易形成"缗钱状"排列。同时也要注意人为推片引起红细胞呈"缗钱状"排列，可以多观察几张血片以排除。

（4）分类骨髓瘤细胞时应将骨髓瘤细胞按原始、幼稚及成熟阶段来划分。对于以成熟细胞为主且比例增加不明显者或骨髓瘤细胞数量少但有形态异常者诊断均要慎重，要注意与良性的反应性浆细胞增多者鉴别，后者以成熟浆细胞为主，一般有发热、感染、类风湿关节炎等急性或继发性病史，球蛋白升高可不明显。

（5）临床上根据骨髓瘤细胞的分化程度可将浆细胞骨髓瘤分为原始细胞为主、幼稚细胞为主、成熟细胞为主及混合浆细胞等4种情况，对骨髓瘤预后有一定价值。个别患者骨髓瘤细胞的核旁小体增多，可提示预后较差。

（6）骨髓涂片中应注意浆细胞与单个散在的成骨细胞的鉴别。成骨细胞胞质丰富，染深蓝色或淡蓝色，胞质内有浅染区，胞核偏于一侧，似脱核核染色质粗糙呈深红色，核仁1~3个，清晰，呈蓝色。

（7）填写报告单时，应重点描述骨髓瘤细胞（包括骨髓增生程度、细胞比例、胞体、胞核、胞质等特点），还应说明红细胞是否呈"缗钱状"排列。

实验三十七 慢性淋巴细胞白血病/小 B 细胞淋巴瘤形态检查

PPT

【实验目的】

掌握慢性淋巴细胞白血病/小 B 细胞淋巴瘤的血象、骨髓象特点及骨髓检查报告单的报告方法；熟悉淋巴瘤细胞的形态特点；了解淋巴瘤的简要临床特点。

【实验仪器和材料】

1. **器材** 光学显微镜、香柏油、油镜清洗剂和擦镜纸等。
2. **标本** 慢性淋巴细胞白血病/小 B 细胞淋巴瘤血涂片和骨髓涂片等。

【实验步骤】

低倍镜下选择合适的观察区域，然后在油镜下观察细胞。

1. **血象** 白细胞总数增高，以淋巴细胞为主（淋巴细胞比例不低于 50%）。以类似成熟的小淋巴细胞为主，其形态无明显异常，偶见大淋巴细胞型。可见少量幼稚淋巴细胞或不典型淋巴细胞，幼稚淋巴细胞核染色质疏松，核仁较明显。篮细胞明显增多为其特点之一。晚期表现为红细胞和血小板减少，伴发自身免疫性溶血性贫血时，贫血可加重。

2. **骨髓象** 增生明显活跃或极度活跃，以似成熟的淋巴细胞显著增多为主，常 ≥40%。幼稚淋巴细胞较少见（5%~10%）。白血病性淋巴细胞形态与正常淋巴细胞无明显异常，其具体形态学特点为胞体略大，易碎；多数胞质丰富、嗜碱性、无颗粒，少数胞质量少，仅在核裂隙或切迹处见到，无 Auer 小体。核可有深裂隙或切迹，核染色质稠密，核仁不明显或无，篮细胞易见。在疾病早期，骨髓中各类造血细胞都可见到，但至后期，几乎全为淋巴细胞。粒系和红系细胞都减少，晚期巨核细胞也减少。当发生溶血时，幼红细胞明显增加。

3. **淋巴瘤细胞形态特点** 以成熟的小淋巴细胞为主，形态分型包括典型 CLL：不典型淋巴细胞 ≤10%。CLL/PLL：外周血幼淋细胞占 11%~54%。不典型 CLL：外周血中有不同比例不典型淋巴细胞，但幼淋细胞 <10%。

【实验结果】

血象、骨髓象异常淋巴细胞比值明显增高，考虑成熟小淋巴细胞淋巴瘤；书写实验报告。

【注意事项】

CLL 应与 PLL、HCL、MCL、SMZL、FL 和 LPL 等成熟小 B 细胞淋巴瘤相鉴别，形态不易区分时，主要通过免疫分型进行鉴别；并排除病毒感染、结核、伤寒、传染性单核细胞增多症等其他引起淋巴细胞增多的疾病（常为 T 淋巴细胞反应性增多，T 细胞无 TCR β、γ 链基因重组），可结合临床表现、细胞形态特点、免疫分型、细胞遗传学等实验室检查明确诊断。

实验三十八　传染性单核细胞增多症形态检查

PPT

【实验目的】

掌握传染性单核细胞增多症（infectious mononucleosis，IM）血象、骨髓象特点；熟悉反应性淋巴细胞的形态学特点和分型；能够正确书写 IM 骨髓检查报告单。

【实验仪器和材料】

1. 器材　光学显微镜、香柏油、油镜清洗剂和擦镜纸等。

2. 标本　传染性单核细胞增多症的血涂片和骨髓涂片等。

【实验步骤】

1. 血象　白细胞计数正常或增高，大多数在（10 ~ 20）×10⁹/L 之间，少数病例可减低。病程早期中性分叶核粒细胞增多，但迅速转变为本病的特征性变化——淋巴细胞增多，可达 60% ~ 95%，并伴有反应性淋巴细胞增多，比例常超过 10%，儿童年龄越小，反应性淋巴细胞阳性率越高。反应性淋巴细胞常于疾病第 4、5 天出现，第 7 ~ 10 天达高峰，在病情好转后也可持续 2 ~ 8 周。红细胞、血红蛋白、血小板常为正常，但病情严重者可以减低。

反应性淋巴细胞形态表现多样，Downey 将其分为三型。

（1）Ⅰ型（泡沫型或浆细胞型）　最为多见，胞体较淋巴细胞稍大，呈圆形或椭圆形，部分不规则形。胞质量少，呈深蓝色强嗜碱性，胞质中含有大小不等的空泡或呈泡沫状，无颗粒或有少许嗜苯胺蓝颗粒。核常偏位，呈椭圆、肾形、分叶或不规则形，染色质粗糙，呈粗网状或成堆排列。

（2）Ⅱ型（单核细胞型或不规则型）　胞体较大，形态不规则。胞质丰富，呈浅蓝色，透明，但靠胞膜边缘处常深染且不整齐，无空泡，可有少许嗜苯胺蓝颗粒。胞核呈圆形、椭圆形或不规则形，染色质较Ⅰ型细致。

（3）Ⅲ型（幼稚型或幼淋巴细胞型）　细胞形态与Ⅰ型相似，但胞体较Ⅰ型大，直径 15 ~ 18 μm。胞质量较多，呈蓝色或深蓝色，可见有分布均匀的小空泡，一般无颗粒。胞核圆形或椭圆形，染色质细致疏松、分布均匀，呈纤细网状排列，无浓集现象，可见核仁 1 ~ 2 个。

2. 骨髓象　骨髓有核细胞增生活跃或明显活跃，粒细胞系、红细胞系、巨核细胞系数量、比例正常，形态也无明显异常。淋巴细胞比例正常或稍增高，可见反应性淋巴细胞，但不及血象中改变明显。部分患者单核细胞与浆细胞比例偏高，形态上有时与反应性淋巴细胞不易区别。

IM 骨髓片 NAP 阳性率和积分正常或轻度增高。

【实验结果】

血象：反应性淋巴细胞比值增高（≥10%），考虑传染性单核细胞增多症。骨髓象：反应性淋巴细胞比值增高，占比多少，是否可见噬血细胞等。书写实验报告。

【注意事项】

（1）患者常有发热、咽炎、淋巴结肿大、肝功能异常、肝脾肿大、皮疹和血沉增高等症状；同时

外周血淋巴细胞 >50%，反应性淋巴细胞 >10% 时，应疑似本病，需进一步做诊断性试验。

（2）反应性淋巴细胞有时与淋巴瘤细胞、原幼淋巴细胞、单核细胞或浆细胞等难以鉴别，在血片与骨髓片反应性淋巴细胞形态观察时应注意鉴别，以免误诊和漏诊。

（3）有些反应性淋巴细胞形态介于 Downey 三型之间，形态上不易划分，可笼统称之为反应性淋巴细胞，但应注明其数量比例。

（4）传染性单核细胞增多症的反应性淋巴细胞观察及计数主要在血象，但其骨髓象中也可以出现反应性淋巴细胞，要注意识别；同时比较严重的病例，会并发噬血细胞综合征，其骨髓象中会出现一定比例的噬血细胞，在骨髓报告中要给予提示。

（5）除本病外，还有很多疾病可见反应性淋巴细胞增多，如流行性出血热（反应性淋巴细胞可 >20%）、病毒性感冒、单纯疱疹、风疹、艾滋病、病毒性肝炎等病毒性感染性疾病，及某些细菌、原虫感染等，也可见于某些药物治疗后。上述疾病嗜异性凝集试验一般阴性。流行性出血热一般反应性淋巴细胞数量较少且伴有血小板减少，出血热抗体阳性。

综合性实验三　急性白血病的 MICM 分型诊断

PPT

急性白血病（acute leukemia，AL）是多能干细胞或已经轻度分化的前体细胞发生体细胞突变所形成的一类造血系统的克隆性恶性疾病。其主要特征是异常的原始细胞及早期幼稚细胞（白血病细胞）在骨髓中大量增殖和阻滞分化，并浸润各种器官、组织，使正常的造血功能受抑；临床表现为出血、感染、贫血，及肝、脾和淋巴结肿大等。

随着诊断技术的发展，国际上在白血病 FAB 分型的基础上，结合其形态学（morphology）、免疫学（immunology）、细胞遗传学（cytogenetics）和分子生物学（molecular biology）特征，提出了 MICM 综合诊断分型。

【实验目的】

通过典型病例，应用急性白血病的基本理论知识和基本实验，进行急性白血病的实验室检查。结合病史及临床资料，正确分析并做出初步诊断。通过本实验掌握急性白血病的概念、分类、MICM 分型诊断的实验设计思路，正确评价白血病细胞形态学、免疫学、细胞遗传学及分子生物学检测方法的临床应用。

【病例资料1】

患者，女，22岁，学生。因"面色苍白、头晕伴鼻出血、瘀斑2个月"入院。患者于两个月前无明显诱因开始出现面色苍白、头晕、乏力，间有低热，并伴有四肢皮肤反复皮下出血、偶有鼻出血，未引起重视。10余天前阴道出血，量多，经输血等治疗出血止。体格检查：中度贫血貌，四肢皮肤可见散在分布的瘀点、紫癜，右臀部见大片瘀斑，全身浅表淋巴结不大，巩膜无黄染。口腔双颊部黏膜可见小血泡，胸骨下段轻压痛，右中下肺可闻及少许湿啰音，肝脾肋下未触及。血常规：WBC 2.8×10^9/L，RBC 3.2×10^{12}/L，Hb 80g/L，PLT 10×10^9/L。仪器提示白细胞散点图异常，进行人工复检后白细胞分类：幼稚粒细胞3%、中性杆状核粒细胞5%、中性分叶核粒细胞40%、淋巴细胞47%、单核细胞5%。

【实验设计思路】

根据患者的临床表现和实验室检查，考虑患者患有白血病的可能性，设计下一步的实验室检查思路（图综 3-1）。

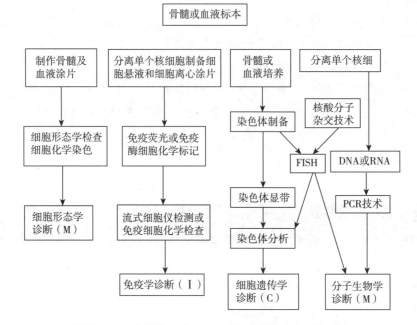

图综 3-1　急性白血病 MICM 分型诊断实验设计思路

一、急性白血病的形态学分型诊断

【细胞形态学诊断基本步骤】

制作骨髓及外周血涂片 →Wright - Giemsa 染色 → 低倍镜观察（初步观察骨髓有核细胞的增生程度、巨核细胞计数及分类）→油镜观察（细胞形态、有核细胞计数和分类）→ 细胞化学染色（根据骨髓细胞形态特点选择化学染色方法如 MPO、PAS 等）→白血病形态学诊断或提示性诊断（根据骨髓、外周血细胞的形态学特点及细胞化学染色结果）。

二、急性白血病的免疫学分型诊断

白血病细胞免疫表型分析的常用方法有免疫组织化学检查法和流式细胞仪（flow cytometry，FCM）检测法。目前临床上主要应用流式细胞仪检测法进行分析。

FCM 检测法是利用荧光素标记的单克隆抗体作为探针，用 FCM 对白血病细胞的胞膜和胞质免疫表型进行多指标分析，以了解白血病细胞所属的细胞系列，对急性白血病作出较准确的免疫学分型诊断方法。由于 FCM 检测法在白血病细胞免疫表型分析中具有多方面的优势，以下以 FCM 检测法为例介绍急性白血病免疫分型诊断的基本思路和实验方法。

【免疫分型诊断思路及抗体选择方案】

在白血病细胞免疫表型分析中 FCM 检测法应用的抗体种类繁多，并且有多种分型方案可供选择。

一般来说，由于多数白血病抗原缺乏特异性，所以在选用单抗组合中，至少应包含一种高敏感的标志（如 B 细胞系为 CD19、T 细胞系为 CD7、髓细胞系为 CD13、CD33）和一种高特异性的标志（如 B 细胞系为 CyCD79a、T 细胞系为 CyCD3、髓细胞系为 MPO 或 CD117）。临床实际应用中，一般结合临床资料及形态学分型进行抗体的筛选。当缺乏以上资料时，也可以采用以下思路去选择抗体及分型诊断。

先对标本细胞进行胞质内抗原 CD79a、CD3、MPO 检测，然后根据抗原的表达情况确定急性白血病是 B 细胞系、T 细胞系或者是髓细胞系，然后再选择相应细胞系的单克隆抗体和 1 ~ 2 个其他细胞系的高敏感的抗体对其进行检测，最后根据抗原表达情况得出白血病细胞免疫分型结果。

【实验仪器和材料】

1. 器材 流式细胞仪、流式细胞结果分析软件、离心机、微量振荡器、微量加样器、FCM 标准管等。

2. 试剂

（1）磷酸盐缓冲液（PBS）。

（2）1% 多聚甲醛固定液。

（3）FIX & PERM® 试剂盒。

（4）OptiLyse C 溶血素。

（5）阴性对照抗体。

（6）PE – CY5 标记的 CD45 和相应的特异性荧光抗体（FITC、PE 或 ECD 标记）。

【实验步骤】

（1）标本采集取患者外周血或骨髓 2ml 加入 DETA 抗凝管中。

（2）细胞悬液的制备用 PBS 将待测标本细胞密度调整为 $1 \times 10^6/ml$。

（3）胞质内抗原标记抗体按 FIX & PERM® 试剂盒说明书进行操作。

（4）流式细胞仪检测光源 488nm 的氩离子激光，FITC 受激发后发出黄绿色荧光，PE 发出红色荧光。上机前先用标准微球（Flow Check）进行光路和流路的校正，使 HPCV < 2%。选择免疫分型的检测方案。标本上机后计数 10000 ~ 200000 个目的细胞，荧光强度以对数放大，光散射数据存盘，测试完后由计算机进行数据分析。

（5）抗原检测确定胞质内抗原表达系列，筛选出相应的抗体进行细胞表面抗原的检测。本病例实验结果：MPO 表达（具体见实验报告），故加做以下抗原：CD9、CD7、CD11b、CD13、CD14、CD15、CD33、CD34、CD41、HLA – DR、CD19、CD71。

（6）细胞表面抗原检测如下。

1）取 7 支 FCM 标准管，各加入细胞悬液 100μl，再分别加入 CD45 – PE – CY5/IgG1 – FITC/IgG1 – PE，CD45 – PE – CY5/CD71 – FITC/CD33 – PE，CD45 – PE – CY5/CD7 – FITC/HLA – DR，CD45 – PE – CY5/CD34 – FITC/CD9 – PE，CD45 – PE – CY5/CD13 – FITC/CD14 – PE，CD45 – PE – CY5/CD15 – FITC/CD11b – PE，CD45 – PE – CY5/CD41 – FITC/CD19 – PE 三色荧光组合抗体各 20μl，混匀后室温下避光孵育 15 ~ 30 分钟。

2）各管加入 OptiLyse C 溶血素 500μl，振荡混匀，室温下避光孵育 15 ~ 30 分钟。

3）各管加 500μl PBS，混匀，室温避光 10 分钟，1500r/min，离心 5 分钟，弃上清。

4）用 1ml PBS 悬浮各管细胞，上机进行检测。

5）OptiLyse C 中含有固定剂，故经该溶血素溶解的标本，应在 8 ~ 24 小时之内测定。

6）如果用自制溶血素（如：氯化氨、草酸氨）溶血，样本未能及时上机检测，细胞悬液中应加入 1% 多聚甲醛固定液固定，4~8℃保存，24 小时内上机检测。

【注意事项】

（1）标本采集与送检：外周血或骨髓标本加入肝素抗凝管后要充分混匀，以达到抗凝效果。标本采集后应及时送检，最好在抽血后 6 小时内检测；如有特殊情况不能及时送检，应先放置 4℃ 保存。

（2）标本与抗体的比例标本检测前应先计算白细胞总数，反应体系中白细胞总数不应超过 $5×10^5$ 个细胞。

（3）质控 FCM 每月都用 Flow Check 进行光路和流路的校正，使 HPCV < 2%。

（4）由于检测标本内混有正常和异常细胞，结果解释需结合临床指征和细胞形态学检查结果。

（5）使用新的单克隆抗体、应用新的实验方法、仪器重新校准后或应用实验室不常应用的单克隆抗体等，均需做阴性对照和阳性对照，以此来检验单克隆抗体的效价和溶血步骤。阴性和阳性对照可使用已知表达或不表达某一标志物的白血病细胞或正常细胞。标本中的正常细胞也可用作内对照。

（6）在分析表达较弱的抗原（如 CD34）时，为了保证结果的准确性，要求有足够的 CD45 阳性细胞，每个实验室采用的标准不同，具体的阳性细胞数量也不相同，范围可从 $10×10^3$ 至 $10×10^6$。采取 CD45 设"门"检测时，要计数 CD45 阳性细胞的比例，以保证结果的准确。

（7）流式细胞仪检测时，尽可能使用直接标记抗体。

三、急性白血病的细胞遗传学分型诊断

白血病细胞遗传学分型诊断的常用检验技术主要有染色体非显带技术、染色体常规显带技术、染色体高分辨技术、姐妹染色单体互换技术（SCE）、染色体脆性部位显示技术、早熟凝集染色体技术和染色体荧光原位杂交技术（FISH）等。其中染色体常规显带技术因操作简便、对实验室条件要求不高而成为临床上广泛应用的染色体分析方法，也是临床常用的白血病细胞遗传学诊断方法之一。染色体常规显带技术包括奎丫因荧光显带法（Q 带）、Giemsa 显带法（G 带）、逆相 Giemsa 显带法（R 带）和着丝粒区异染色质显带法（C 带），其中 G 显带和 R 显带是白血病染色体分析中最常用的常规显带技术。本文以染色体常规显带技术中常用的 G 显带和 R 显带为例介绍白血病细胞遗传学分型诊断的方法。

【实验仪器和材料】

1. 器材

（1）仪器超净工作台、冰箱、恒温箱、烤箱、水浴箱、磁力搅拌仪、离心机、天平、显微镜、照相机或染色体核型自动分析系统。

（2）材料量筒、烧杯、玻璃吸管、培养瓶、尖底离心管、滴管、酒精灯、染色缸、pH 计、0.22μm 纤维素酯滤膜及 Seitz 滤器等。

2. 试剂

（1）细胞染色体标本制备所需试剂　① pH 7.4 的 PBS 或 0.9% 的生理盐水 20ml；② 0.2% 肝素；③ 0.0005% 秋水仙酰胺溶液；④ 0.0054mol/L 氯化钾溶液；⑤ 0.0014mol/L 枸橼酸钠溶液；⑥ 3∶1 甲醇、冰醋酸溶液；⑦ 10% Giemsa 染色液；⑧ RPMI1640 培养液或 HANK 溶液。

（2）染色体 G 显带所需试剂　① 0.1% 胰酶（Difco）溶液（用 0.9% 生理盐水配制）；② 0.02%

乙二胺四乙酸二钠（EDTA）溶液；③ pH 6.8 的 PBS；④ 3% Tris 溶液或 10% NaHCO$_3$溶液；⑤ 5% Gi-emsa 染色液。

（3）染色体 R 显带所需试剂 ①Earle 溶液 氯化钠（NaCl）6.8g，氯化钾（KCl）0.4g，硫酸镁（MgSO$_4$·7H$_2$O）0.2g，葡萄糖 1.0g，磷酸二氢钠（NaH$_2$PO$_4$·H$_2$O）0.164g，磷酸氢二钠（Na$_2$HPO$_4$·12H$_2$O）0.2g，酚红 0.01g，氯化钙 0.2g，加三蒸水定容至 1000ml［其中磷酸氢二钠（Na$_2$HPO$_4$）的量可根据具体的 pH 而确定］。上述液体配制后，用磁力搅拌仪充分混匀，并将 pH 调至 6.5（精密 pH 计），此时溶液呈橘黄色。氯化钙易潮解，应放在最后称量，并且称量速度要快，已取出的药品切不可放回原瓶。配好的溶液用孔径为 0.22μm 的混合纤维素酯滤膜过滤除菌，置 4℃冰箱保存备用。②10% Giemsa 染色液。

【实验步骤】

1. 外周血或骨髓细胞染色体标本制备 染色体制备的方法有直接法、短期培养法和同步化培养法，本文介绍直接法。

（1）标本采集 用肝素湿润的注射器抽取 2ml 以上外周血或骨髓，立即注入含 RPMI1640 培养基的标本瓶中。

（2）细胞接种 将上一标本瓶内的细胞悬液做有核细胞计数，再按 8×10^6/ml 的细胞密度注入标本瓶中，然后补充 pH 为 7.4 的 PBS 或 0.9% NS 至 20ml。

（3）阻留中期分裂象 标本瓶中加入终浓度为 0.05μg/ml 的秋水仙酰胺，摇匀后 37℃孵育 1~2 小时。

（4）收获细胞及低渗处理 将培养物吸至尖底离心管，1000r/min 离心 10 分钟，弃上清液，沿管壁缓缓加入 37℃预温的 0.0054mol/L 氯化钾和 0.0014mol/L 枸橼酸钠等体积混合的低渗液 5ml，混匀后置 37℃低渗处理 10 分钟（外周血标本）或 30 分钟（骨髓标本）。

（5）预固定 加入新配制 3：1 甲醇、冰醋酸固定液 1ml，吹打混匀，预固定 1~2 分钟，1000r/min 离心 10 分钟。

（6）固定 吸去上清，加新鲜配制的 3：1 甲醇、冰醋酸固定液 5ml，吹打混匀，固定 30 分钟，1000r/min 离心 10 分钟，弃上清。

（7）重复固定 重复步骤（6）两遍，除第 1 次固定至少 30 分钟外，其余每次固定 15 分钟即可，使细胞经过 3 次固定。

（8）细胞悬液制备和保存 吸去上清液，加入适量固定液，制成浓度适宜的细胞悬液（此液置 -20℃冰箱中可保存 1 至数年，在此期间可随时取出，供各种显带处理或 FISH 检测用）。

（9）制片 玻片按标准洗刷后，在冰水或 70% 乙醇中浸泡，备用。将其取出，倾斜 30°角。用吸管将细胞悬液轻轻打匀后吸取少量，从 10cm 高处滴至玻片上，每片滴 2~3 滴，然后在酒精灯火焰上来回通过数次，或将玻片标本置入 37℃恒温箱中 48 小时。

（10）染色 标本用 10% Giemsa 染色液染 20~30 分钟，流水冲洗，待干，显微镜检查。

2. 染色体 G 显带

（1）标本滴片后置 37℃温箱中存放 1 周或 80℃烤箱中烘烤 2~4 小时后自行冷却，使标本干燥，染色体结构紧密，以便制得整齐清晰的 G 带。

（2）将 0.1% 胰酶（Difco）溶液和 0.02% 乙二胺四乙酸二钠（EDTA）溶液按 1：1 比例混合，用 3% Tris 溶液或 10% NaHCO$_3$溶液调 pH 至 6.8~7.0，置 37℃水浴中温育。

（3）将玻片放入上述溶液，轻轻振荡约 30~60 秒或更长。

（4）待胰酶处理完毕，立即将玻片取出并在 PBS 溶液中漂洗 2 次。

（5）用 5% Giemsa 染色液染 5～10 分钟。

（6）自来水冲洗，待干，显微镜下阅片并拍照。

（7）采集中期分裂象，用染色体核型自动分析系统进行染色体核型分析。

3. 染色体 R 显带

（1）将骨髓细胞悬液打匀后滴片 4～6 张，平铺于洁净滤纸上，待干。

（2）取 2～3 只容积为 50ml 的白瓷立式染缸，倒入 pH 6.5 的 Earle 溶液，加盖后置水浴箱中加热至 87.5℃。

（3）将干燥的玻片标本放入预温 87.5℃ 的 Earle 溶液中温育，片与片之间留有空隙。

（4）标本温育 60 分钟后，每隔 5～10 分钟取出 1～2 片，流水下冲洗。温育时间在 60～120 分钟之间。

（5）用新鲜配制的 10% Giemsa 染色液染色 8～10 分钟，取出水洗，待干，显微镜观察拍照（观察最初取出的标本染色体的显带情况，有助于判断显带时间）。

（6）采集中期分裂象，用染色体核型自动分析系统进行染色体核型分析。

4. 染色体 G 或 R 显带 分析首先用低倍镜自左至右，自上而下逐个视野寻找合适的分裂象，然后换用油镜进行观察。凡染色体长度适中，分散良好，基本无重叠，可识别带型者均应列为分析对象。一般应分析 20～25 个细胞中期分裂象。分析时应先计数染色体的数目，确定有无数目异常；然后根据各染色体的 G 或 R 显带特征，逐条审视其核型，以检查染色体的结构异常，最后做出遗传学诊断。

【注意事项】

（1）白血病患者的染色体核型分析，要求采集的标本中必须含有足够的白血病细胞，如果是外周血直接制片，则要求外周血白细胞计数大于 $10 \times 10^9/L$、细胞分类幼稚细胞比例 >10%；在细胞数量较少时，可以用短期培养法或加大外周血的接种量来提高核分裂象数量。

（2）采集骨髓制作染色体标本，要注意去除骨髓脂肪颗粒。骨髓标本的秋水仙素作用浓度和时间原则上要低于外周血标本，一般前者 0.05μg/ml×1h，后者 0.1μg/ml×（2～4）h；低渗处理时间要比外周血长，不能少于 30 分钟。

（3）染色体 G 显带时，每份标本的胰酶处理时间不同，每次显带应预试 1～2 片，以确定合适的消化时间。骨髓标本胰酶处理时间比外周血标本要长些；片龄和胰酶处理时间有关：片龄短者处理时间宜短，片龄长者处理时间相应延长，但片龄超过 1 年的标本通常显带效果不佳。

（4）染色体 R 显带时，分裂象的数量和质量与培养以及收获细胞的技术密切相关。此外，Earle 溶液的 pH 和温育温度也是 R 带显带成功的两个关键因素。pH <6 或 >7，温度 <80℃或 >90℃，显带常失败。在此范围内，标本温育时间和 Earle 溶液的 pH 成正比，而和温度成反比。pH 6.5，温度 87.5℃ 为最佳显带条件。

（5）陈旧的玻片标本或已经 Giemsa 染色的标本均可用于 R 显带，但片龄增加，显带时间反而要缩短。另外，外周血染色体标本在 Earle 液中处理的时间要比处理骨髓标本的时间短。

（6）恶性血液病染色体分析的目的在于发现克隆性核型异常。一般要求分析 20～25 个中期分裂象。分析细胞数量过少或不足此数量，但又未能发现染色体异常时，不能轻易下正常核型的结论。若已发现异常克隆者，则不一定强求此数。

（7）核形分析时要遵循随机性的原则，避免人为挑选分裂象进行分析，否则可导致假阴性结论。因为有些分裂象可能来自正常细胞，而有些分裂象则可能来自白血病细胞。

（8）发现某染色体的形态可能异常时，应尽量用扭曲、折叠、拉长、浓缩和断裂等原因来解释，当上述因素都被除外后方能确定为异常。

（9）发现一条染色体异常而同时又缺少另一条正常染色体时，该染色体的异常首先应考虑是来自缺少的那条染色体的重排所致，当不能以此解释时再考虑其他的可能。

（10）若所分析的细胞出现100%异常时，应做加PHA的外周血72小时培养，以除外体质性异常的可能。但若染色体异常为已知的获得性特异性染色体重排如t（9；22）、t（8；21）、t（15；17）、inv（16）和t（9；11）等，则不必再做此培养。

（11）由于正常骨髓中有<2%的多倍体，主要来自巨核细胞。明显的亚二倍体常常为人为因素所致。对偶见的多倍体以及明显的亚二倍体（少于40条）一般不作计数和分析，只有当多倍体易见、亚二倍体具有一致性时，才将其作为计数和分析的对象。

（12）染色体的结构复杂多变，有时多种结构异常并存，因此对衍生染色体分析应充分考虑诸如染色体易位、倒位、缺失、重复和插入等各种可能性。

（13）进行核型分析时可根据前期细胞形态学的初步诊断，有重点地排查该种疾病的常见异常，但另一方面也要注意不可受细胞形态学诊断的束缚或误导。

四、急性白血病的分子生物学分型诊断

白血病分子生物学分型诊断的常用检验技术主要包括核酸分子杂交技术（Southern 印迹杂交、Northern 印迹杂交、斑点杂交和核酸原位杂交等）、聚合酶链反应（polymerase chain reaction，PCR）技术和基因芯片技术。核酸分子杂交技术利用分子探针检测样品中特异的 RNA 或 DNA 序列片段，该技术灵敏、特异，但操作复杂、费时费力。基因芯片技术可同时检测多种基因的表达水平、突变和单核苷酸多态性，但其对样品质量要求高，结果分析繁琐，费用昂贵。PCR 技术简单、快速、灵敏、准确、费用相对低廉。随着 PCR 技术在应用过程中的进一步发展，已出现多种以 PCR 为基础的相关技术，如逆转录 PCR（reverse transcription PCR，RT－PCR）、定量 PCR、多重 PCR、差异显示 PCR、原位 PCR 等。目前 PCR 技术在白血病细胞融合基因、基因重排检测等方面应用的较为广泛，尤其是荧光定量 PCR 技术的不断开展和普及，使 PCR 技术的敏感度和精确度都有了很大提高，并且使实时监测白血病的疗效成为可能。

本实验以 RT－PCR 技术检测 M3 型白血病 *PML∷RARα* 融合基因为例介绍急性髓性白血病分子生物学分型诊断的设计思路与实验方法。通过对患者骨髓标本进行细胞形态学、免疫学、细胞遗传学和分子生物学的检测，并结合其临床资料作出 MICM 分型诊断。

分子生物学诊断的基本步骤：抽取骨髓液→分离骨髓单个核细胞→提取骨髓细胞 mRNA→逆转录成 cDNA→PCR 反应→PCR 产物电泳→观察结果→白血病分子生物学分型诊断或疗效判断。

【实验原理】

PCR 是模拟体内 DNA 复制过程，在 DNA 聚合酶作用下，进行特定 DNA 片段的体外复制。PCR 反应的基本步骤主要包括：①高温变性，当反应温度上升到95℃左右时，模板 DNA 变性，双螺旋结构打开成两条单链；②低温复性，将反应体系降温，人工合成的特异寡核苷酸引物根据碱基配对原则，与单链模板 DNA 结合；③中温延伸，在适当的温度条件下，由 DNA 多聚酶催化，将 dNTP 从引物的 3′端开始掺入，沿模板 5′→3′方向延伸，从而形成一段完整的 DNA 双链。上述三个步骤称一个循环，经过一个循环原来的一条 DNA 就变成了两条。在后续进行的循环中新合成的 DNA 都将起模板作用。经过25～40 个循环，模板 DNA 的特定片段数量就能扩增放大几百万倍，然后通过 PCR 产物凝胶电泳对结

果进行分析判断。

【实验仪器和材料】

1. 器材 PT－200 PCR 扩增仪、紫外分光光度计、光学显微镜、电泳仪、凝胶成像系统、电子天平、磁力搅拌器、漩涡振荡混匀器、微波炉、胶模、电泳槽、水浴箱、烤箱、高压消毒锅、低温离心机、－80℃冰箱、液氮罐、肝素抗凝采血管、Eppendorf 管、微量加样器、锥形离心管、烧杯、三角烧瓶、量筒、容量瓶、玻璃棒。

2. 试剂

（1）Ficoll 淋巴细胞分离液、TRIzoL、三氯甲烷、异丙醇、无水乙醇、琼脂糖、溴化乙锭、DNA 分子量 Marker、反应缓冲液、dNTP、Mg^{2+} 及缓冲液、M－MLV 逆转录酶、Taq DNA 聚合酶。

（2）DEPC 处理水 1000ml 水中加 1ml DEPC，摇匀，置 37℃ 温箱过夜。次日高温消毒 20 分钟后，置 4℃ 冰箱保存。

（3）75% DEPC 处理乙醇取经 DEPC 处理的 50ml 玻璃离心管或进口 50ml 塑料离心管，加入 DEPC 水 37.5ml，再加入 12.5ml 无水乙醇，混匀，4℃ 冰箱保存。

（4）磷酸盐缓冲液（PBS）称取 NaCl 8.0g、KCl 0.2g、KH_2PO_4 0.2g、$Na_2HPO_4 \cdot 12H_2O$ 3.484g，将上述试剂溶于 900ml 双蒸水中（先溶解 $Na_2HPO_4 \cdot 12H_2O$），磁力搅拌器搅拌至完全溶解，调整 pH 为 7.4，再定容至 1000ml。高温消毒 20 分钟后，4℃ 保存备用。

（5）红细胞裂解液氯化铵 8.29g，碳酸氢钾 1.10g，EDTA 0.02g，加无菌蒸馏水 800ml，混匀，加蒸馏水至 1000ml，4℃ 冰箱备用。

（6）0.25mol/L EDTA（pH 8.0）溶液在 800ml 双蒸水中加入 $EDTA－Na_2 \cdot 2H_2O$ 93.05g，磁力搅拌器搅拌，用 NaOH 调节溶液 pH 至 8.0，然后定容至 1L，分装后高压灭菌，室温保存备用。

（7）50×Tris－乙酸（TAE）电泳缓冲液取 Tris 碱 24.2g，冰醋酸 5.7ml，0.25mol/L EDTA（pH 8.0）20ml，加蒸馏水至 100ml。1×TAE 可用于配制琼脂糖凝胶及其电泳的工作缓冲液。

（8）6×上样缓冲液称取溴酚蓝 100mg，加双蒸水 5ml，室温过夜。待溴酚蓝完全溶解后再称取蔗糖 25g，加双蒸水溶解后移入溴酚蓝溶液中，摇匀后定容至 50ml，加入 NaOH 1 滴，调至蓝色。

【实验步骤】

1. 标本采集及制备

（1）无菌条件下，采集肝素抗凝的新鲜骨髓液 3~5ml，按体积比 1：1 比例加 PBS 液（稀释骨髓），充分混匀。

（2）取骨髓 PBS 混合液（PBS 混合液的体积为 1/2 体积的淋巴细胞分离液），然后将混合液沿试管壁缓慢滴于淋巴细胞分离液上方，1800r/min 离心 30 分钟。

（3）吸出界面层细胞，加 1ml 红细胞裂解液，1500r/min 离心 10 分钟，去除残存的红细胞。

（4）弃上清，加 PBS 液 1ml，混匀，1500r/min 离心 10 分钟，洗涤细胞 1 次。弃上清后再加 1ml PBS 重悬细胞，取 20μl 细胞于光学显微镜下计数。

（5）1500r/min 离心 10 分钟，尽量吸弃上清，－80℃ 保存备用。

2. 抽提骨髓细胞总 RNA

（1）1×10^7 个骨髓单个核细胞加 1ml TRIzoL，吹打混匀，室温放置 5 分钟。

（2）加 0.2ml 三氯甲烷，剧烈摇动 15 秒，静置 2~3 分钟。4℃，12000r/min 离心 15 分钟。离心后混合液分为：下层黄绿色的酚－三氯甲烷层、界面和无色的上层水相，水相约占总量的 60%。

（3）将水相转移至新管中，加 4℃ 预冷异丙醇 0.5ml，混匀后室温静置 10 分钟。4℃，12000r/min 离心 15 分钟。

（4）弃上清，加 75% 乙醇（DEPC 处理水配置）1ml，混匀，4℃，8000r/min 离心 5 分钟。

（5）尽量吸弃上清，空气干燥 5~10 分钟。加入 20~50μl DEPC 处理水，用枪头吹打使之溶解。取 2μl RNA 样品检测其浓度及纯度，取 5μl RNA 进行琼脂糖凝胶电泳，取适量 RNA 逆转录 cDNA，剩余 RNA 置 -80℃ 贮藏。

3. RNA 浓度及纯度测定

（1）RNA 浓度测定用分光光度法在 260nm 和 280nm 波长处测定光密度值，260nm 的读数用于样品中核酸浓度的计算，A260 为 1 时相当于 RNA 的浓度约为 40μg/ml。

（2）RNA 纯度测定常用方法有两种，分别是 A260 与 A280 比值及 RNA 凝胶电泳。若 A260/A280 的值在 1.8~2.0 之间，说明 RNA 纯度较好，可以用于 PCR 试验；若比值 <1.8，说明样品中含蛋白质或酚等其他吸收紫外光的杂质，应重新抽提沉淀；若比值 >2.0，提示 RNA 可能有降解。RNA 凝胶电泳主要用于 RNA 完整性的检测。RNA 电泳后一般可见 3 条 rRNA 带：28 秒、18 秒和 5 秒，如果 28 秒和 18 秒条带明亮、清晰，并且 28 秒的亮度在 18 秒条带的两倍以上，说明提取的 RNA 无降解，可以用于后续试验（图综 3-2）。

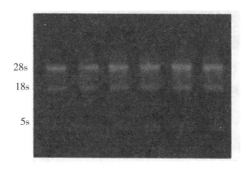

图综 3-2　RNA 标本 1% 琼脂糖电泳结果

4. 用 mRNA 反转录产生的 cDNA 第一链作模板，进行 RT-PCR

（1）目的基因及引物 APL 特异性染色体易位为 t（15；17）（q22；q21），该易位使 17 号染色体上的 RARα 基因与 15 号染色体上的 PML 基因并置，从而产生融合基因 PML∶∶RARα。RARα 断裂点较恒定，位于内含子 2 中，而 PML 基因的断裂点则多有不同，主要集中在 3 个断裂点丛集区，分别是内含子 3 内、内含子 6 内和外显子 6 中，产生 3 种长度不同的 PML∶∶RARα 融合基因转录本，即 PML 第 3 外显子与 RARα 第 3 外显子结合形成的 p3r3（S 型，短型），PML 第 6 外显子与 RARα 第 3 外显子结合形成的 p6r3（L 型，长型），极少数患者为 PML 部分第 6 外显子与 RARα 第 3 外显子结合形成的 L 变异型（5%），其中以长型（55%）和短型（40%）异构体为主（图综 3-3）。S 型患者死亡率及复发率均高于 L 型。

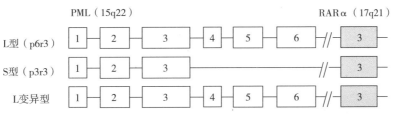

图综 3-3　PML∶∶RARα 融合基因结构示意图

PML∷RARα 引物序列

P1：5′ – CTCAGAGGCGCTGACCCCAT – 3′

P2：5′ – AGCCTGAGGACTTGTCCTGA – 3′

P3：5′ – CCGATGGCTTCGACGAGTTC – 3′

P4：5′ – TTCAAGGTGCGCCTGCAGGA – 3′

P5：5′ – AACAGCAACCACGTGGCCAG – 3′

P6：5′ – GTCATAGGAAGTGAGGTCTTC – 3′

内参 β-actin 引物序列

F：5′ – CCTAGAAGCATTTGCGGTGG – 3′

R：5′ – GAGCTACGAGCTGCCTGACG – 3′

分别在两个体系中进行巢式 PCR 反应，第 1 体系检测 L 型 *PML*∷*RARα* 融合基因，第 2 体系检测 S 型 *PML*∷*RARα* 融合基因，每个体系均进行两轮 PCR 反应。L 型，第一轮 PCR 反应引物为 1 和 6，第二轮为 2 和 5；S 型，第一轮 PCR 反应引物为 1 和 3，第二轮为 2 和 4。L 型扩增产物为 151bp；S 型扩增产物为 163bp。β-actin 扩增产物为 416bp。

（2）cDNA 第一条链的合成如下（表综 3 – 1）。

表综 3 – 1　cDNA 第一条链的合成

试剂	使用量
10 × 扩增缓冲液	2.0μl
10mmol/L dNTP 混合液	2.0μl
Oligo dT（100μg/ml）	1.0μl
RNase	20U
样品总 RNA	1 ~ 2μg
50mmol/L MgCl$_2$	1.0μl
25mmol/L Mg^{2+} 缓冲液	2.5μl
M – MLV 逆转录酶	100 ~ 200U
DEPC 处理水补足至	20μl

反应总体积为 20μl，37℃反应 60 分钟后 95℃加热 5 分钟，灭活逆转录酶。也可用逆转录试剂盒进行逆转录，按照说明书操作即可。

（3）以合成的 cDNA 第一条链为模板进行 PCR 反应如下（表综 3 – 2）。

表综 3 – 2　PCR 反应

试剂	使用量
10 × PCR buffer	2.0μl
2mmol/L dNTP	2.0μl
25mmol/L MgCl$_2$	1.2μl
上游引物（1μmol/L）	3.0μl
下游引物（1μmol/L）	3.0μl
cDNA	2.0μl
Taq 聚合酶（5U/μl）	0.3μl
灭菌三蒸水	6.5μl

反应总体积为 20μl。PCR 循环参数：94℃，5 分钟预变性；94℃变性 30 秒；55℃退火 30 秒；

72℃延伸60秒；循环30次。最后72℃延伸10分钟。

（4）以第一轮PCR反应产物为模板进行第二轮PCR扩增，取第一轮PCR反应产物2μl为模板，更换引物，进行第二轮PCR扩增，PCR反应体系及循环参数同第一轮PCR反应。每次试验均做阳性、阴性及空白对照。阳性对照为NB4细胞，阴性对照为K562细胞，空白对照中PCR反应模板用双蒸水代替，所有标本均扩增β-actin基因作为内参照。

5. 凝胶电泳分析第二轮PCR扩增产物

（1）制胶按2%的浓度配胶，根据胶的浓度称取适量琼脂糖，置于三角烧瓶中，加入相应体积的1×TAE电泳缓冲液，混匀。在沸水浴或微波炉中加热至琼脂糖完全溶解。

（2）溶液冷却至60℃左右，加入终浓度为0.5μg/ml EB，充分混匀，迅速倒入备好的胶膜中。

（3）待胶完全凝固后，小心移去梳子和封口胶带，将凝胶放入电泳槽。加样孔放在负极侧，然后加入1×TAE电泳缓冲液，超过胶面1mm即可。

（4）取第二轮PCR扩增产物10μl与6×加样缓冲液2μl混合后，用微量加样器加样，并加入5μlDNA分子量Marker。

（5）盖上电泳槽的盖子并接通电源，一般电压60～120V，电泳20～60分钟即可，使DNA向正极移动。

（6）电泳完毕，切断电源，取出凝胶于凝胶成像系统中观察、拍照并做好标记。

【注意事项】

（1）RNA提取应注意的主要问题是防止RNA酶的污染。RNA酶广泛地存在于人体皮肤、唾液和各种物体的表面，因此，严格控制试验条件，避免任何可能的污染是保证试验成功的关键。试验中应注意以下几点：①操作过程避免污染和注意防护；②实验室应设置RNA操作专区，操作区应保持清洁，定期紫外灯、酒精消毒。离心机、移液器、试剂等均应专用。

（2）逆转录时所用的枪头、离心管、器皿等需经RNA酶处理。

（3）PCR条件的优化，PCR技术敏感度非常高，易受其他因素的影响。要得到准确可靠的反应结果，需根据不同的模板，摸索最适合的反应条件，配制相应的PCR试剂，实验中应注意以下几个问题。

1）引物的选择与合成对PCR成功与否非常关键，用软件设计好引物后应对其进行BLAST分析，尽量不与其他基因具有互补性。引物浓度不宜过高，否则易形成引物二聚体和非特异性扩增产物。一般引物终浓度在0.1～1.0μmol/L为宜，最好做预试验确定两个引物的最低用量以获得满意的试验结果。

2）Mg^{2+}浓度对PCR扩增反应的特异性和产量有显著影响。常用的Mg^{2+}浓度为1.5mmol/L，对不同的反应体系应进行优化。

3）退火温度如电泳后杂带过多，可以提高退火温度、降低镁离子浓度；反之，假如条带弱或者没有条带出现，可以降低退火温度、提高镁离子浓度。如果引物特异性不强，应重新设计引物并更换。

（4）EB是一种强诱变剂，电泳时注意防止EB污染。EB可以通过皮肤吸收，试验中应注意防护，并切记不得将已有EB污染的物品带到洁净区域。若EB不慎误入眼睛，应立即用大量的冷水冲洗至少15分钟，然后用眼药水清洗。若皮肤不慎接触到EB，立即用肥皂清洗皮肤后，用冷水冲洗至少15分钟。

【病例资料2】

患者，男性，44岁，5天前无明显诱因出现唾液带血，呈间断性，无鼻出血。查体：腰背部及右侧腹股沟出现瘀点、瘀斑。血常规：WBC 3.05×10^9/L、PLT 34×10^9/L、Hb 103g/L；凝血功能：纤维蛋白原0.6g/L，余项正常。

本例计数及分类外周血涂片有核细胞100个，骨髓涂片有核细胞200个，结果如下。

1. 血象 白细胞减少，血涂片可见异常早幼粒细胞，比例为5%。贫血、血小板少见。

2. 骨髓象 骨髓有核细胞增生明显活跃，粒细胞系统增生显著，原始粒细胞占15%，颗粒增多的早幼粒细胞占76%，早幼粒细胞的形态特点：胞体大，外形不规则。胞质中颗粒多，颗粒为紫红色、大小不等的嗜苯胺蓝颗粒，部分颗粒遮盖细胞核（图综3-4）；有的细胞可见内外浆，外胞质颗粒少，成伪足样突出；胞质中Auer小体和"柴捆细胞"易见（图综3-5）。胞核形态不规则，呈肾形、蝴蝶样双核。粒系其余各阶段，红系和巨核系增生受抑。

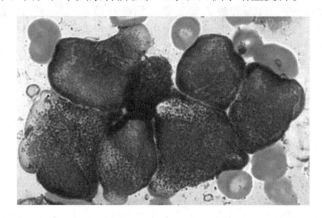
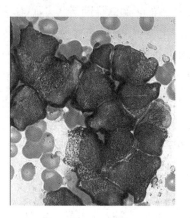

图综3-4　颗粒粗大（×1000）　　　　　　　图综3-5　Auer小体（×1000）

3. 细胞化学染色 该病例骨髓MPO染色呈强阳性反应（图综3-6）。

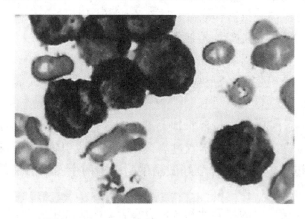

图综3-6　MPO染色（＋＋＋）（×1000）

根据血象、骨髓象及细胞化学染色特点，该患者骨髓细胞形态学诊断：急性早幼粒细胞白血病（M3a）。

本病例FCM免疫表型分析结果：强表达CD13、CD33和CD9，HLA-DR表达缺失，CD34部分阳性表达，CD45/SSC图中细胞群均一，胞质内抗原MPO强阳性（见诊断报告），综上免疫表型分析结果符合M3型白血病。

根据染色体分析结果描述染色体的异常核型。本病例染色体G显带结果：分析20个细胞中期分裂象发现其中18个有15；17染色体易位，2个为正常核型，染色体核型分析报告为46，XX，t（15；17）（q22；q11），其染色体G带显带照片（图综3-7）。

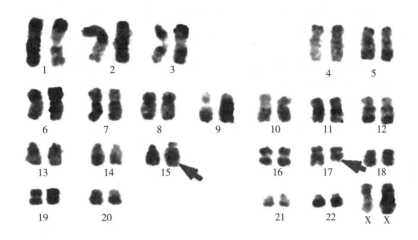

图综 3 – 7　患者骨髓细胞染色体 G 带显带照片

核型 46，XX，t（15；17）（q22；q12）

除空白对照孔外，每个加样孔均可见内参基因的条带，位于 400～500bp 之间靠近 400bp 处。阳性对照 NB4 细胞可见目的条带，位于 100～200bp 之间（151bp，L 型）；阴性对照无目的条带；待检标本可见目的条带，与阳性对照位置相同（151bp，L 型）或稍后处（163bp，S 型）。本例 *PML*∶∶*RARα* 融合基因阳性（图综 3 –8）。

本病例 MICM 诊断为：APL/t（15；17）/*PML*∶∶*RARα*（＋）。

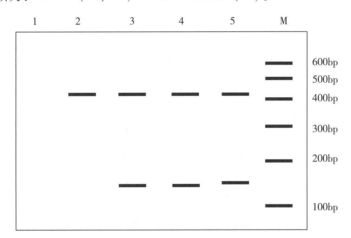

图综 3 – 8　第二轮 PCR 产物凝胶电泳示意图

1. 空白对照；2. 阴性对照；3. 阳性对照（L 型，p6r3）；4. 扩增产物为 L 型（151bp）；

5. 扩增产物为 S 型（163bp）；M. DNA 分子量 Marker（100～600bp）

【病例分析】

该病例具有下列临床特点。

（1）本例患者临床出现贫血、出血及浸润症状，外周血出现三系下降并伴有幼稚细胞，考虑骨髓造血系统疾病可能性较大，符合骨髓穿刺的适应证，需进一步进行骨髓穿刺明确。

（2）通过进一步的骨髓细胞形态和细胞化学染色，提示其细胞形态学诊断可能为急性早幼粒细胞白血病（M3a）。FCM 分析 CD45/SSC 双参数点图（见诊断报告），CD45/SSC 图中细胞群明显且较均一，这是早幼粒细胞白血病的典型特点；CD45/SSC 图中细胞群的均一性也是鉴别早幼粒白血病（M3）

与粒单系白血病（M4）的重要依据（在 CD45/SSC 图中 M4 白血病细胞群与其他细胞群很难区分）。M3 的另一显著特征是 CD33 的高表达。M3 的 CD33 表达比正常分化的粒细胞在流式图上要高出一个数量级，经常会与正常的单核细胞群重叠。HLA－DR 表达缺失是 M3 的明显特征，但应注意也有部分阳性表达。大部分 M3 的 CD34 均为阴性，但也不排除有阳性表达的可能。CD9 表达是 M3 的典型特征，虽然 CD9 的表达并不是 M3 所特异。FCM 检测得到的免疫学诊断符合 M3 型白血病。结合染色体核型及融合基因检测，均提示急性早幼粒细胞白血病的诊断成立。

（3）综合以上资料，本病例 MICM 诊断为：APL/t（15；17）/$PML::RAR\alpha$（＋）。

【临床意义】

（1）急性白血病的实验室检查项目繁多，首先应肯定白血病的存在，然后分析其类型。骨髓及外周血涂片的细胞形态学检查是白细胞疾病检验最常用和最重要的检查方法。细胞形态学检查是诊断和治疗白血病的经典方法，特别是 FAB 分类法在急性白血病形态学诊断中的应用，使确诊急性白血病的符合率可达 95% 以上。但对急性白血病各亚型的诊断符合率仅有 60%～80%，以细胞形态学检查为基础的 FAB 分类法诊断急性淋巴细胞白血病及混合细胞白血病有明显缺陷，而且难以对急性白血病的预后和危险因素做出准确判断。目前白血病诊断是在 FAB 分型的基础上，综合细胞形态学（morphology）、免疫学（immunology）、细胞遗传学（cytogenetics）及分子生物学（molecular biology）等检查结果做出的 MICM（morphological, immunological, cytogenetics, molecular biology）分型诊断。MICM 分型诊断使白血病的诊断从组织和细胞水平上升到亚细胞水平及分子水平，这不仅对进一步认识白血病的本质，研究其发病机制和生物学特性有重要意义，而且对临床准确诊断、指导临床治疗、疗效及预后判断具有十分重要的意义。

（2）与传统的将细胞固定于载玻片上的方法不同，FCM 检测分析要求将样品细胞悬浮在液体中。细胞悬液加入 FCM 后高速流过仪器的检测区，仪器能对悬液中的每个细胞进行分析测定，并记录每个细胞的众多生物学参数，可以准确判断白血病细胞的细胞来源和免疫表型。对急性白血病作出免疫分型诊断，与传统的免疫组织化学检查法比较有很大优势，如诊断一些少见类型的白血病（M6、M7、M0 型白血病）、双表型或混合细胞型急性白血病，鉴别诊断 ALL 伴有髓系抗原表达（My＋）或 AML 伴有淋巴系抗原表达（Ly＋）等。但免疫分型诊断仍不能替代形态学分型诊断，如能结合细胞遗传学和分子生物学综合分析，则可为白血病的诊断、治疗及预后判断提供更有效的实验室指标。白血病细胞的免疫表型分析，也可以作为白血病疗效监测的有效依据（图综 3－9，图综 3－10）。

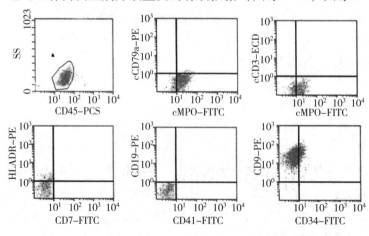

图综 3－9　流式细胞仪白血病免疫分型诊断报告（一）

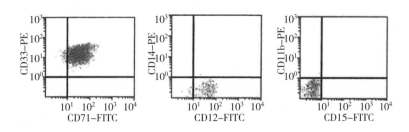

图综 3 - 10　流式细胞仪白血病免疫分型诊断报告（二）

白血病细胞强阳性表达：CD71、CD33、CD9、CD13、cMPO。部分阳性表达：CD34、HLA - DR。基本不表达：CD7、CD11b、CD19、CD14、CD15、CD41、cCD3、cCD79a。

诊断：符合急性早幼粒细胞白血病（M3）的抗原表达，支持形态学 M3 的诊断。

（3）利用染色体常规显带技术进行染色体分析，可以发现大多数的异常核型，能够对大部分急性白血病做出遗传学分型诊断。国内普遍推广应用的常规显带技术是 G 带显带和 R 带显带技术，尤其是 R 显带具有方法简单、带型清晰、易于识别和肿瘤细胞显带成功率高等优点。用常规显带技术进行染色体分析可受以下因素影响：标本有丝分裂指数低下或缺乏有丝分裂象；染色体质量低劣，显带效果差；复杂的染色体异常分析困难等。在染色体高分辨显带上进行的 FISH 技术极大地提高了核型分析的阳性率和特异性，例如，在隐匿型 M3 型白血病中，常规显带技术不能发现 15 号和 17 号染色体易位，但 FISH 技术可以显示 *RARα* 和 *PML* 基因的重排、融合，FISH 技术可以将目的基因在染色体上进行直接定位，成为急性白血病细胞遗传学和分子生物学分型诊断之间的桥梁。

多种类型白血病都存在着某种染色体易位，染色体相互易位在分子水平上常形成融合基因，重组产生的融合基因及其融合蛋白是疾病的特异性分子标志。急性白血病的分子生物学检验可以补充 MIC 检查的不足，检测这些标志物不仅可以用于白血病的诊断，而且对白血病分型、治疗方案的选择、预后判断有重要意义，并有利于发现新的白血病亚型和监测白血病微小残留病变（minimal residual disease，MRD）。

1）急性早幼粒细胞白血病特异性染色体易位是 t（15；17）（q22；q21），结果使 15 号染色体的 *PML* 原癌基因与 17 号染色体上的维甲酸受体 α（*RARα*）基因融合产生 *PML∶∶RARα* 融合基因。*PML∶∶RARα* 融合基因表达的融合蛋白干扰了正常 RARα 在核内的分布和对细胞分化的调控，使大量细胞阻滞在早幼粒细胞阶段，融合蛋白在 APL 发病机制中起重要作用。近年还发现了 4 种少见的变异型易位 t（11；17）（q13；q21）、t（11；17）（q23；q21）、t（5；17）（q32；q21）和 dup（17 q），分别形成 *NuMA∶∶RARα*、*PLZF∶∶RARα*、*NPM∶∶RARα* 和 *STAT5b∶∶RARα* 融合基因。临床上变异型 APL（M3v）与急性髓系白血病成熟型的 M2b 在形态上较难鉴别，20%～40% 的 M2 可见 t（8；21）易位，该易位产生 *AML1 - ETO* 融合基因，而这种融合基因在 M2b 中的发生率可高达 90%，通过融合基因的检测可鉴别这两种白血病。

近年来，随着诊断时使用 RNA 测序（RNA - seq）的增加，维甲酸受体 γ（retinoic acid receptor gamma，RARG）重排的检出也有所增加。这是一类特殊 AML 的患者，其临床表现、出凝血检查、骨髓细胞形态学、免疫分型与急性早幼粒细胞白血病（APL）非常相似，而分子遗传学检测无 t（15；17）/*PML∶∶RARA* 和其他 *RARA* 重排，且其对全反式维甲酸（ATRA）和亚砷酸（ATO）治疗无效；这类患者在 WHO 分型中没有描述而无法分型，临床医师通常笼统诊断为 AML 而进行治疗。这些患者存在 *RARG* 但缺乏 *RARα*（*RARA*）重排，导致疾病分类和治疗选择非常困难，因此迫切需要进一步研究 *RARG* 重排 AML 的分类和潜在的分子病理学及治疗方法。

2）急性粒单核细胞白血病 M4Eo 常见 inv16（p23q22）或 t（16；16）（p23；q22）易位，该易位

形成 *CBFβ/MYH11* 融合基因。此外，t（8；14）（q24；q32）易位形成 *MYC∶∶IgH* 基因、t（12；21）（q13；q22）易位形成 *TEL∶∶AML1* 基因等。

3）慢性髓细胞性白血病 Ph 染色体易位是 t（9；22）（q34；q11），使位于 9q34 上的 *ABL* 原癌基因易位至 22q11 的 *BCR* 基因上，形成 *BCR∶∶ABL* 融合基因，表达一个具有高酪氨酸激酶活性的 BCR‐ABL 融合蛋白，后者是 CML 发病的分子基础。

（4）利用 PCR 方法进行分子生物学检测，其优点是快速、灵敏，缺点是易出现假阳性和假阴性。因此，每次试验均应设阳性对照、阴性对照和空白对照。常用的 PCR 方法中，由 DNA 直接进行的 PCR 仅适用于染色体断裂点丛集于相对小的范围内（<2kb）；RT‐PCR 可用于染色体断裂点跨越很大的区域的融合基因；巢式 RT‐PCR 可显著提高反应的特异性，增加扩增效率；实时荧光定量 RT‐PCR 可对扩增产物进行定量，该技术具有特异性强、灵敏度高、重复性好、定量准确、速度快、全封闭反应、低污染和实时监测等优点，连续动态检测有助于白血病疗效评估和 MRD 的监测。

随着分子遗传学和分子生物学研究的不断深入，染色体核型变化与基因异常的密切关系不断被揭示。血液系统恶性肿瘤往往伴有异常核型，造成染色体结构或数量的改变，产生异常的融合基因，融合基因可能会引起造血细胞增殖、分化、凋亡等生物学特性的改变，从而引发肿瘤。异常融合基因的产生是某些类型白血病的特异性分子标志，且基因表达异常或突变的发生可能使白血病的预后发生改变，因此在分子水平上检测白血病患者的遗传学改变不仅可以验证其形态学、免疫学和细胞遗传学的诊断，还可为预后判断提供更为准确的依据。染色体的异位并不一定形成融合基因，有时可能使原癌基因活化。因此，融合基因检测也有其局限性，应同时进行染色体核型分析来检测患者的遗传学改变。

【实验要求】

根据患者临床资料及实验室检查结果写出实验报告，报告中应附代表性的骨髓细胞形态图、流式细胞图、染色体核型图和 PCR 电泳图，患者 MICM 分型诊断结果。实验报告要求有讨论和实验体会。

（刘　宇　葛晓军　祁　欢）

第五章　血栓与止血疾病检验

 实验三十九　血块收缩试验

PPT

【实验目的】

掌握血浆法血块收缩试验（clot retraction test，CRT）的原理，熟悉 CRT 方法操作要点及注意事项。

【实验原理】

富血小板血浆（platelet rich plasma，PRP）中加入钙离子和凝血酶，血浆发生凝固，血小板收缩蛋白使血小板伸出伪足，"锚定"于血浆凝固形成的纤维蛋白索上，当血小板发生向心性收缩时，使纤维蛋白网眼缩小继而析出血清。测定血块收缩后析出血清的体积可以反映血小板血块收缩功能。

【实验仪器和材料】

1. 器材　水浴箱、离心机、刻度小试管、刻度吸管、无菌注射器等。

2. 试剂

（1）0.109mol/L 枸橼酸钠溶液。

（2）20U/ml 凝血酶溶液和 0.025mol/L 氯化钙溶液。

【实验步骤】

（1）用塑料注射器或硅化注射器顺利抽取被检者空腹静脉血 1.8ml，注入含 0.109mol/L 枸橼酸钠抗凝剂 0.2ml 的硅化或塑料试管中，轻轻混合均匀。

（2）富血小板血浆（platelet rich plasma，PRP）和乏血小板血浆（platelet poor plasma，PPP）的制备：抗凝血以 1000r/min 离心 10 分钟，分离得到 PRP；将上述剩余的血液以 3000r/min 离心 15 分钟，分离得到 PPP，要求血小板计数 < （10~20）× 10^9/L。

（3）用 PPP 调整 PRP 的血小板数至（100~200）× 10^9/L。

（4）取 PRP 0.6ml 加入带有刻度的小试管中，37℃温育 3 分钟，加入 20U/ml 凝血酶溶液和 0.025mol/L 氯化钙溶液各 0.2ml。

（5）混匀后，37℃水浴箱温育 2 小时，用竹签取出血浆凝块弃去，测量血清的体积（ml）。

【实验结果】

$$血块收缩（\%）= \frac{析出血清体积}{PRP\ 体积} \times 100\%$$

【注意事项】

（1）试验温度应保持在37℃，过高或过低都会影响结果。

（2）带刻度的小试管刻度要清晰，试管要清洁。

（3）试验结果与血小板功能障碍程度不一定平行，必要时可作阳性对照。在正常 PRP 中加入 5mol/L N-乙基马来酰亚胺作为阳性对照，N-乙基马来酰亚胺可抑制血小板肌动蛋白和肌球蛋白的收缩作用。

（4）血小板数量过高或过低均会影响测定结果，因此需调整 PRP 的血小板数至 200×10^9/L。

 实验四十　血小板聚集试验

微课/视频 2　　　　PPT

【实验目的】

掌握光学比浊法血小板聚集试验（platelet aggregation test，PAgT）的原理，熟悉该试验方法的操作要点及注意事项。

【实验原理】

富血小板血浆（PRP）中加入不同种类和不同浓度的血小板聚集诱导剂后，血小板发生聚集，散在的血小板聚集成团，使 PRP 血浆浊度降低，透光度增加。血小板聚集仪将这种浊度变化转换为电信号并记录，形成血小板聚集曲线。根据血小板聚集曲线可了解血小板聚集的程度和速度，以此来分析血小板聚集能力（图 40-1）。

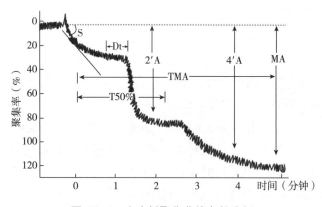

图 40-1　血小板聚集曲线参数分析

2′A，2分钟的幅度；4′A，4分钟的幅度；TMA，达到最大幅度的时间；MA，最大聚集率；

S，斜率；T50%，达到1/2最大幅度的时间；Dt，延迟时间

【实验仪器和材料】

1. 器材　血小板聚集仪、血细胞计数板、离心机、涂硅小磁棒、显微镜和试管等。

2. 试剂

（1）0.109mol/L 枸橼酸钠溶液。

（2）Owren 缓冲液（OBS）：将氯化钠 1.467g、巴比妥钠 1.155g 溶于 156ml 蒸馏水中，加 43ml 0.1mol/L 盐酸溶液，调整 pH 至 7.35，再加生理盐水定容至 1000ml。

（3）血小板聚集诱导剂（致聚剂）可选用下列任一种。

1）二磷酸腺苷钠盐（ADP） 用 OBS 配制成 1.0mmol/L 的贮存液置 -20℃ 保存，使用前取出，于 37℃ 水浴中温热融化，用 OBS 稀释成 5μmol/L、10μmol/L、20μmol/L 和 30μmol/L 浓度的工作液。

2）胶原（collagen） 浓度为 1000mg/L，4℃ 贮存，使用前用 OBS 稀释成 3mg/L 工作液，此工作液 4℃ 可保存 1 周。

3）肾上腺素（adrenaline） 用 OBS 把注射用盐酸肾上腺素稀释 10~1000 倍。

4）瑞斯托霉素（ristocetin） 用生理盐水配制成 1.5g/L 浓度的工作液，-20℃ 保存，使用前置 37℃ 水浴中温热融化。

5）花生四烯酸（arachidonic acid，AA） 将花生四烯酸钠盐溶于 OBS 中，使其浓度为 10mmol/L，随后分装在棕色瓶中。为防止花生四烯酸氧化，应充氮气封口。-70℃ 保存，使用时置 37℃ 水浴中复融。

【实验步骤】

（1）采集待检者静脉血 4.5ml，注入含有 0.5ml 的 0.109mol/L 枸橼酸钠溶液的硅化试管或塑料试管中，充分混匀。

（2）富血小板血浆（PRP）及乏血小板血浆（PPP）制备方法同血块收缩试验。

（3）血小板聚集仪检测。

1）开机，预热聚集仪至 37℃。

2）按下记录仪上的电源钮，使记录仪通电。

3）取 2 只比色杯，分别加入待检者的 PPP 和 PRP 各 0.3ml，置聚集仪的两个温浴槽内，37℃ 温育 3 分钟。

4）将 PPP 置于聚集仪的测定槽内调整吸光度为 0。

5）将 PRP 置于聚集仪的上述同一测定槽内，并加入涂硅小磁棒，调整吸光度为 100%。

6）搅拌 10~20 秒后，将 1/10 体积（30μl）聚集诱导剂加入 PRP 中，启动反应按钮。

7）观察并记录血小板聚集反应 5 分钟左右，并通过记录仪描记出血小板聚集曲线、最大聚集率和 5 分钟有效解聚率等指标。

①最大聚集率（maximal aggregation ratio，MAR%）：是反应血小板聚集功能的最主要指标，是在测定时间内血小板发生最大聚集时曲线的高度所占 PPP、PRP 两基线距离的百分率。

$$MAR\% = (h_1/h_0) \times 100\%$$

②坡度：沿聚集曲线下降的最陡峭部分做一切线，以 2 分钟走的距离作为底边，测定切线到底边的垂直高度，即为坡度，单位为度。

③5 分钟有效解聚率：表示血小板聚集成团后又发生了分散反应的程度。解聚率高说明血小板聚集功能低。

【注意事项】

（1）采血前禁止饮牛奶、豆浆等高脂肪性食物。禁服阿司匹林、双嘧达莫、肝素、双香豆素等抑制血小板聚集的药物。阿司匹林抑制血小板聚集作用可持续 1 周，故采血前 1 周内不应服用此类药物。

（2）与血小板接触的玻璃器皿必须硅化处理或使用塑料制品，否则可影响血小板的聚集。

（3）试验中应选用枸橼酸钠抗凝。钙离子在血小板的聚集过程中发挥着重要作用，由于 EDTA 螯合钙离子的作用强，使 ADP 不能引起血小板聚集，因而不能采用 EDTA 抗凝。肝素具有诱导血小板聚集的作用，故也不宜选用。

（4）血小板聚集反应需在一定的持续搅拌下进行，因此还需控制搅拌子的转动速度。建议搅拌子转速控制 800～1000 次/分，搅拌速度过慢容易导致反应不充分甚至无聚集反应，搅拌速度过快会造成聚集的栓子不稳定，发生因外力作用而解聚的现象。

（5）待检标本血小板计数应不低于 $50 \times 10^9/L$，否则此聚集反应不能真实反映血小板的功能。为防止血小板聚集反应降低，应注意调整 PRP 的血小板数，使其达到 $(150 \pm 50) \times 10^9/L$。尤其是体积大的血小板，其聚集反应性往往较强。避免 PRP 中混杂红细胞、血浆脂类等。避免溶血，否则可导致悬液透光度降低而影响血小板聚集变化的观察。

（6）试验时温度以 15～25℃ 为宜，温度过低时会使血小板激活，过高则会导致血小板聚集减弱。

（7）制备 PRP 后应放置 30 分钟再进行测定，以保证血小板有良好的反应性，但测定应在采血后 3 小时内完成，放置时间过长会导致聚集强度和速度降低。

（8）为避免诱导剂 ADP 在保存过程中自行分解产生 AMP，应在 -20℃ 以下保存，否则活性降低。使用肾上腺素时，为减少分解，应裹以黑纸避光。

实验四十一　血小板特异性抗体检测

PPT

一、单克隆抗体血小板抗原固定试验

【实验目的】

掌握单克隆抗体血小板抗原固定试验（monoclonal antibody immobilization of platelet antigens，MAIPA）法检测血小板特异性抗体的原理，熟悉操作要点及注意事项。

【实验原理】

血小板膜糖蛋白（GP）的抗体，又称血小板特异性抗体，根据其抗原靶位不同分为 GPIb 抗体、GPⅡb 抗体、GPⅢa 抗体、GPⅨ抗体、GMP140 抗体等。

正常人血小板既与待测血浆中血小板抗体又与鼠抗人血小板膜糖蛋白的单克隆抗体（GPⅡb/Ⅲa、GPⅠb/Ⅸ、GPⅠa/Ⅱa 和 HLA 等单克隆抗体）反应，孵育后，洗涤并裂解血小板，把血小板裂解液加入到包被有羊抗鼠免疫球蛋白抗体的微孔板中，单克隆抗体与其结合的血小板膜糖蛋白及待测血清中的人血小板抗体被固定在微孔板上，然后与酶标的羊抗人免疫球蛋白抗体反应，经酶底物显示，检出待测血清中的血小板膜糖蛋白特异性的自身抗体。

【实验仪器和材料】

1. 器材　光学显微镜、血细胞计数仪、37℃恒温箱、离心机、酶标仪、微量加样器等。

2. 试剂

（1）抗血小板膜糖蛋白 GPⅡb/Ⅲa 单克隆抗体。

（2）四硝基苯基磷酸二钠盐（PNPP）。

（3）碱性磷酸酶标记的羊抗人 IgG。

（4）亲和纯化的羊抗鼠 IgG 抗体。

（5）牛血清白蛋白。

（6）蛋白酶抑制剂。

（7）磷酸盐缓冲液（PBS/Tween）。

【实验步骤】

1. 标本制备　采集被检者 EDTA – Na₂ 抗凝静脉血 4ml，离心分离血浆。

2. 多孔板包被　制备亲和纯化的羊抗鼠抗体包被液 10ml，抗体终浓度为 $3\mu g/ml$，多孔板上每孔加 $100\mu l$，置于 4℃ 孵育过夜，用 0.01mol/L 磷酸盐缓冲液洗涤 3 次，甩干，每孔加入封闭液（0.01mol/LPBS/Tween/3% BSA）$200\mu l$，封膜，室温下放置 30 分钟，去除封闭液并甩干，即用或置于 –80℃ 备用。

3. 单克隆抗体俘获　制备终浓度为 $4\mu g/ml$ 的单克隆抗体（鼠抗人）GPⅡb/Ⅲa 稀释液，以上述抗体稀释液包被步骤 2 制备的包被板，每孔加 $50\mu l$ 稀释液，盖膜，室温下摇床孵育 60 分钟，然后用 PBS/Tween 洗板 3 次。

4. 血小板抗体检测

（1）收集 O 型正常人抗凝血 10ml，2000r/min 离心 10 分钟分离血小板，用 0.01mol/L 浓度的 PBS/EDTA 洗涤血小板 3 次，用 2ml PBS/EDTA 悬浮血小板，调血小板浓度至 $1\times10^9/ml$。

（2）试管中加入调好浓度的血小板悬浮液 $100\mu l$，加待测血浆 $100\mu l$，室温孵育 55 分钟，PBS/EDTA 洗涤 3 次，每管加入溶解缓冲液（含蛋白酶抑制剂）$100\mu l$，置于 4℃ 摇床孵育 30 分钟后，离心去除不溶解的物质。

（3）离心取上清液 $90\mu l$，用 $360\mu l$ 稀释液稀释，取 $100\mu l$ 稀释上清液加样于俘获单克隆抗体的羊抗鼠包被板上，室温摇床孵育 60 分钟，0.01mol/L 浓度的磷酸盐缓冲液洗涤 4 次。

（4）每孔加入 $100\mu l$ 碱性磷酸酶标记的羊抗人 IgG 抗体，室温孵育 60 分钟，用 0.01mol/L 浓度的磷酸盐缓冲液洗涤 6 次，每孔加 $100\mu l$ PNPP/底物缓冲液，37℃ 恒温孵育 2～3 小时至显色。

（5）自动酶标仪在 405～490nm 处观察结果，每板设 4 个正常对照，OD 值大于正常均值的 3 倍标准差为阳性。

【注意事项】

（1）为减少血小板活化，注射器和试管须硅化或使用一次性塑料制品。

（2）血小板计数应准确。

（3）试验过程中洗涤步骤要充分，除去多余的游离反应物，保证试验结果的特异性与稳定性。

（4）血小板特异性抗体检测方法有微量孔法、免疫微珠法、改良的抗原捕获法、单克隆抗体特异性血小板抗原固相化法（MAIPA）等方法，其中 MAIPA 法为国外血小板抗体测定的参比方法。其灵敏度、特异性均较高，近年来广泛使用的流式细胞仪法与 MAIPA 法的灵敏度、特异性基本相同。

二、流式细胞术法

【实验目的】

掌握流式细胞术法检测血小板特异性抗体的原理，熟悉操作要点及注意事项。

【实验原理】

待测血清中的血小板特异性抗体结合于血小板相应的糖蛋白位点上，形成抗原－抗体复合物，经过裂解液的裂解，这种抗原－抗体复合物游离于反应液中，5 种荧光标记的鼠抗人单克隆抗体微球能够特异性识别并结合相应的抗原－抗体复合物，用 FITC 荧光标记的羊抗人 IgG 多克隆抗体作为示踪物，采用流式微球技术进行检测，聚苯乙烯微球在流式细胞仪激光照射下能够发出 5 种不同强度的荧光，依据荧光强弱可区分为 5 个群，再分别检测各群的 FITC 的平均荧光强度，各群平均荧光强度与各单抗对应的血小板自身抗体含量成正比，通过各群平均荧光强度判定样本血清中相应的血小板膜糖蛋白（GP）抗体的阴阳性。

【实验仪器和材料】

1. 器材　流式细胞仪、离心机、微量加样器等。

2. 试剂

（1）荧光免疫微球（鼠抗人 GPIb 单抗、GPⅡb 单抗、GPⅢa 单抗、GPⅨ单抗、GMP140 单抗）。

（2）血小板洗涤液。

（3）微球洗涤液。

（4）血小板裂解液。

（5）FITC 标记的羊抗人 IgG 多克隆抗体（GAH－FITC）。

【实验步骤】

1. 样本制备

（1）待测样本制备　抽取被检者 EDTA－K2 抗凝血 2ml，抗凝血以 1000r/min 离心 10 分钟，取上层富血小板血浆（PRP）至一新的 EP 管中。PRP 10000r/min 离心 2 分钟，弃上清，下层沉淀即为血小板。加入 800μl 血小板洗涤液，PRP 10000r/min 离心 2 分钟，弃上清。重复以上步骤，共洗涤三遍。

（2）阴性对照品制备　取 3 份正常人 EDTA 抗凝血（血小板检测结果在 110×10^9/L ～ 300×10^9/L 之间），参照待测样本制备提取血小板。

（3）阳性对照品制备　取 1 份正常人 EDTA 抗凝血（血小板检测结果在 110×10^9 ～ 300×10^9 之间），参照待测样本制备提取血小板。在提取好的血小板中加入试剂盒中自带的阳性对照 110μl，18 ～ 25℃摇床孵育 1 小时。加入 800μl 血小板洗涤液，3000g 离心 2 分钟，洗涤 3 遍。

2. 血小板裂解　向上述制备好的待测样本和阴性对照中加入 110μl 裂解液，震荡混匀，18～25℃摇床裂解 30 分钟，10000r/min 离心 20 分钟。

3. 单克隆抗体荧光微球俘获

（1）取上清 100μl 至另一新的 EP 管中，分别加入震荡混匀的荧光免疫微球 50μl，震荡混匀，18～25℃摇床避光孵育 1 小时。

（2）加入 600μl 微球洗涤液，3500r/min 离心 20 分钟，轻轻吸取上清，底部约留 100μl 残留液。

（3）再分别加入 GAH－FITC 10μl，震荡混匀，18～25℃摇床避光孵育 30 分钟。

（4）加入 600μl 微球洗涤液，3500r/min 离心 20 分钟，轻轻吸取上清，底部约留 100μl 残留液。

（5）加入 500μl 微球洗涤液，上机检测。

4. 流式细胞仪测试

（1）前向角散色光对数（FSC－LOG）/侧向角散色光对数（SSC－LOG）散点图划出检测微球门

（A）。

（2）分析 A 门内微球的（根据试剂说明书选择对应发光波长，使微球各峰之间最为清晰）直方图，调节相应荧光通道均匀出现五个荧光峰，计数五千个微球，分析每个荧光峰的 FITC 平均荧光强度值（mean fluorescence intensity，MFI）。

【实验结果】

1. 临界值（cut off 值，C. O.）的计算

$$C.O.(GPIb) = 1.9 \times 阴性对照FITC平均荧光强度值(MFI)的均值$$

$$C.O.(GPIX、GPIIIa、GPIIb、GMP140) = 1.5 \times 阴性对照FITC平均荧光强度值(MFI)的均值$$

2. 样本结果的判定

（1）阳性结果 若样本有一项自身抗体的平均荧光强度（GPIb、GPIX、GPIIIa、GPIIb、GMP140）＞对应 cut off 值，则该样本该项自身抗体结果为阳性。

（2）阴性结果 若样本每一项自身抗体的平均荧光强度（GPIb、GPIX、GPIIIa、GPIIb、GMP140）均＜对应的 cut off 值，则该样本结果为阴性。

【注意事项】

（1）由于抗原与抗体应保持合适的比例，因此试验前须计数血小板，保持血小板在 10^7 数量级，数量过少将无法完成试验，数量过多可进行稀释。

（2）试验过程中洗涤步骤要充分，除去多余的游离反应物，保证试验结果的特异性与稳定性。

 实验四十二 凝血时间测定

PPT

【实验目的】

掌握凝血时间（clotting time，CT）测定的原理、方法及注意事项。

（一）硅管法凝血时间测定

【实验原理】

静脉血离体后，血液发生凝固所需的时间，即为凝血时间。试管内壁因硅化处理降低了血液中凝血因子（XII或XI）与玻璃试管内壁的接触活化作用，减缓了内源性凝血系统的启动，以此所测得的离体血液发生凝固所需的时间，即硅管法凝血时间（silica clotting time，SCT）。

【实验仪器和材料】

消毒棉签、碘伏、75% 乙醇、水浴箱、无菌硅化玻璃注射器、直径 8mm 硅化玻璃试管、秒表等。

【实验步骤】

（1）取内径 8mm 硅化玻璃试管 3 支，编号。

（2）常规静脉采血 3ml，自血液进入注射器开始计时，取下针头，分别于 3 支试管中沿试管壁缓慢注入约 1ml 血液，置 37℃水浴。

（3）3 分钟后，每隔 30 秒将 1 号管倾斜（约 30°）1 次，观察管内血液流动情况，直至血液凝固。同法依次观察 2 号和 3 号管，当 3 号管血液凝固时，立即停止计时，记录从血液进入注射器开始至第 3 号管血液凝固所需时间，即为 SCT。

【注意事项】

（1）所用器材应清洁干燥。试管内径要固定且一致，试管内径越大，凝血时间越长。

（2）采血要求一针见血（30 秒内完成），最好不扎压脉带，避免组织液和空气混入，避免标本溶血。

（3）水浴温度应控制在（37±0.5）℃，温度过高 CT 时间缩短，过低则 CT 时间延长。

（4）终点观察时倾斜试管动作要轻，每次倾斜幅度以 30°为宜，以减少血液与试管壁的接触面积。应在明亮处观察血液流动。以血液流动减慢或出现混浊的初期凝固为计时终点。

（5）异常标本的观察与分析。

1）血液迅速凝固标本，可能为组织液混入或血液处于高凝状态，应结合采血情况和具体病情加以分析。

2）血沉增快的标本，因红细胞在血液凝固之前就已经聚集下沉，此时，应注意血液流动情况，避免错误判断凝血时间的终点。

3）纤溶亢进标本可使血块溶解极快，因此，必须仔细观察血块的形成，以免误判结果。

（二）活化凝血时间法

【实验原理】

全血中加入白陶土脑磷脂悬液，白陶土充分激活凝血因子Ⅻ、Ⅺ，启动内源性凝血系统，脑磷脂则为凝血反应提供丰富的催化表面，促进凝血过程，提高了试验灵敏度，所检测的血液凝固时间即为活化凝血时间（activated clotting time，ACT）。

【实验仪器和材料】

1. 器材 消毒棉签、碘伏、75%乙醇、离心机、水浴箱、微量加样器、秒表、无菌硅化玻璃注射器、直径 8mm 玻璃试管等。

2. 试剂 4%白陶土脑磷脂悬液：将脑磷脂用 pH 7.3 的巴比妥缓冲液作 1∶50 稀释，再加等量的 4%白陶土生理盐水悬液。

【实验步骤】

（1）取内径 8mm 玻璃试管 2 支，分别加入 4%白陶土脑磷脂悬液 0.2ml。

（2）静脉采血 1ml，立即取下针头，向上述试管中各加血液 0.5ml，立即混匀并启动秒表计时，置 37℃水浴中。

（3）每隔 10 秒摇动 1 次，观察管内血液流动情况，直至血液凝固。记录血液凝固所需时间，即为 ACT。

（4）取 2 支试管血液凝固时间的平均值作为 ACT 值。

【注意事项】

（1）器材、采血及水浴温度控制等要求同 SCT。

（2）采用激活剂的种类不同，如硅藻土（silica）、白陶土（kaolin），血液凝固的时间不同，最常用硅藻土作为激活剂。白陶土有抵抗抑肽酶（为抗纤溶药物，可减轻外科手术后出血过多）的作用，不宜用于应用此类药物的患者测定。

（3）本试验也可采用自动血液凝固仪法测定。不同仪器因测定原理不同（如机械法、光学法或磁场法等），检测结果也不同，应与标准方法比较，并结合临床进行分析。

 实验四十三　活化部分凝血活酶时间测定

PPT

【实验目的】

掌握活化部分凝血活酶时间（activated partial thromboplastin time，APTT）测定（手工法）的原理、方法及注意事项。

【实验原理】

在受检血浆中加入足量的接触因子激活剂（如白陶土等）激活凝血因子Ⅻ、Ⅺ，以脑磷脂（部分凝血活酶）代替血小板第 3 因子，加入钙离子后开始计时，测定乏血小板血浆凝固所需的时间，即为活化部分凝血活酶时间。本试验是在体外模拟体内内源性凝血的全部条件，测定血浆凝固所需的时间，是检测内源性凝血系统相关因子是否异常最常用的筛检试验。

【实验仪器和材料】

1. 器材　消毒棉签、碘酒、75% 乙醇、离心机、水浴箱、微量加样器、秒表、硅化玻璃注射器或塑料注射器、硅化玻璃试管或塑料试管等。

2. 试剂

（1）0.109mol/L 枸橼酸钠溶液。

（2）APTT 试剂。

（3）0.025mol/L 氯化钙溶液。

（4）正常人冻干混合血浆（正常对照血浆）。

【实验步骤】

（1）用塑料注射器或硅化注射器顺利抽取被检者静脉血 1.8ml，注入含有 0.2ml 的 0.109mol/L 枸橼酸钠抗凝剂的硅化玻璃试管或塑料试管中充分抗凝，3000r/min 离心 15 分钟，分离得到 PPP。

（2）将 APTT 试剂、0.025mol/L 氯化钙溶液、已溶解的正常对照血浆，分别置 37℃ 水浴预温 3 分钟。

（3）取试管 1 支，加入预温的正常对照血浆和 APTT 试剂各 0.1ml，混匀，37℃ 水浴预温 3 分钟，并轻轻振摇数次。

（4）于上述试管中加入预温的 0.025mol/L 氯化钙溶液 0.1ml，立即振摇混匀并启动秒表计时，置于水浴中不断轻轻振摇，20 秒后，不时从水浴中取出，在明亮处缓慢倾斜试管，观察试管内液体的流动状态，当液体流动缓慢或出现浑浊时停止计时，记录凝固时间，即为 APTT 值。重复测定 2 次，取平均值作为正常对照血浆的 APTT 值。

（5）采用上述同样方法测定待检血浆的 APTT 值。

【注意事项】

（1）采血必须使用硅化玻璃或高质量塑料注射器及试管，所用试管必须清洁、干净、无划痕，以避免凝血因子活化，最好使用真空采血管，以免血液中 CO_2 丢失、pH 增高，使凝固时间延长；

（2）尽可能空腹采血，避免高脂血症导致 APTT 延长。采血时止血带不可束缚太紧，且最好不超过 1 分钟，以免凝血因子和纤溶系统活化。标本应无黄疸。

（3）标本处理如下。

1）分离血浆应尽量去除血小板，分离后血浆 $PLT < 20 \times 10^9/L$。

2）血浆标本应尽快测定，一般应在 2 小时内完成测定。室温下，Ⅷ因子易失去活性。冷冻血浆可减低狼疮抗凝物及因子Ⅻ、Ⅺ、HMWK、PK 检测的灵敏度。

3）样本若未能及时检测，应置于 $-80℃$（不超过 30 天）、$-20℃$（不超过 14 天）或 $-8℃$（不超过 6 小时）保存，测定时 37℃ 迅速解冻，不可反复冻融。

（4）试剂使用如下。

1）APTT 激活剂须在 4~10℃ 条件下贮存，氯化钙则在室温下保存，在使用前必须充分混匀试剂，以使微粒重新均匀悬浮于液体中。

2）试剂的种类及质量对 APTT 测定结果影响很大。激活剂的种类（如白陶土、硅藻土、鞣花酸）以及部分凝血活酶（磷脂）的来源（如兔脑组织、猴脑组织）及质量，均可影响测定结果。根据激活剂对疾病的敏感性不同，选择适宜的激活剂，如白陶土对凝血因子检测敏感，硅藻土对凝血因子和肝素检测的敏感性高于狼疮抗凝物质，而鞣花酸则对狼疮抗凝物质检测的敏感性较强。使用前应先测定正常人混合血浆 APTT 值，只有当 APTT 在允许的范围内才能测定待测标本，否则，APTT 试剂应重新配制。

（5）标本检测如下。

1）血浆及各种试剂预温时间不宜少于 3 分钟，血浆预温不可超过 10 分钟，APTT 试剂预温不可超过 15 分钟。

2）结果观察时，应在明亮处观察血浆流动，以血浆流动减慢或出现混浊的初期凝固为计时终点。

（6）药物影响：应用避孕药、雌激素、香豆素类药物、肝素、天冬氨酰酶、纳洛酮均可影响 APTT 测定结果，检测前应停药至少 1 周。

 实验四十四　血浆凝血酶原时间测定

微课/视频 3　　　PPT

【实验目的】

掌握血浆凝血酶原时间（prothrombin time，PT）测定（Quick 一步法）的原理、方法、注意事项。

【实验原理】

受检血浆中加入足量的含钙离子的组织凝血活酶（提供组织因子和钙离子），启动外源性凝血系统，使凝血酶原转变为凝血酶，后者使纤维蛋白原转为纤维蛋白，测定血浆开始凝固所需的时间，即为血浆凝血酶原时间。本试验是在体外模拟体内外源性凝血的条件，是检测外源性凝血系统是否异常最常用的筛检试验。

【实验仪器和材料】

1. 器材 消毒棉签、碘酒、75%乙醇、离心机、水浴箱、微量加样器、秒表、硅化玻璃注射器或塑料注射器、硅化玻璃试管或塑料试管。

2. 试剂

（1）0.109mol/L 枸橼酸钠溶液。

（2）0.025mol/L 氯化钙组织凝血活酶试剂。

（3）正常人冻干混合血浆（正常对照血浆）。

【实验步骤】

（1）用塑料注射器或硅化注射器顺利抽取被检者静脉血1.8ml，注入含有0.2ml的0.109mol/L 枸橼酸钠的硅化玻璃试管或塑料试管中充分抗凝，血液以3000r/min 离心15分钟，分离得到PPP。

（2）将氯化钙组织凝血活酶试剂、已溶解的正常对照血浆，分别置37℃水浴预温3分钟。

（3）取1支试管，加入预温的正常对照血浆0.1ml，再加入预温的氯化钙组织凝血活酶试剂0.2ml，立即混匀并启动秒表计时。

（4）不断自水浴中取出试管轻轻倾斜，在流动状态下观察有无纤维蛋白形成。一旦见到纤维蛋白（同时将出现液体流动减慢或出现浑浊时），立即停止计时，记录时间，即为PT值。重复测定2~3次，取平均值作为正常对照血浆的PT值。

（5）采用同样方法测定待检血浆的PT值。

【实验结果】

PT报告方式有如下3种。

（1）PT（秒）以直接测定的PT时间报告，同时报告正常对照血浆PT时间。

（2）PT比值（prothrombin time ratio，PTR）=待测血浆PT值/正常对照血浆PT值。

（3）国际标准化比值（international normalization ratio，INR）=（患者凝血酶原时间/正常人平均凝血酶原时间）^{ISI}=PTR^{ISI}。INR也可从试剂制造商提供的图表中查得。WHO等权威机构要求，临床进行口服抗凝剂用量的监测时，必须报告INR。口服抗凝剂的监测在不同疾病时INR参考值不同。

【注意事项】

（1）器材要求、标本采集、抗凝剂使用及标本处理等同APTT测定。

（2）血浆预温不可超过5分钟；PT试剂预温不可超过15分钟；其余同APTT测定。

（3）组织凝血活酶试剂的质量，是PT检测质量控制的关键。组织凝血活酶的来源不同、制备方法不同，导致 PT 测定结果差异较大。组织凝血活酶可来自组织（牛脑组织、兔脑组织）抽提物，也可采用纯化的重组 TF（recombinant – tissue factor，r – TF）加磷脂作试剂，后者比动物源性的凝血活酶对因子 Ⅱ、Ⅶ、Ⅹ 的灵敏度更高。组织凝血活酶试剂必须在 4~10℃ 条件下贮存。

（4）为了校正不同组织凝血活酶之间的差异，增加 PT 检测结果的可比性，通常用含钙组织凝血活酶试剂国际敏感指数（international sensitivity index，ISI）来表示组织凝血活酶试剂的灵敏度。1967 年，WHO 就将人脑凝血活酶标准品（批号 67/40）作为制备不同来源组织凝血活酶的参考物，其 ISI 值为 1.0，并要求厂商计算和提供每批组织凝血活酶的 ISI。ISI 表示标准品组织凝血活酶与每批组织凝血活酶 PT 校正曲线的斜率。即在双对数坐标纸上，纵坐标为标准品测定的 PT 对数值，横坐标为待校正的组织凝血活酶测定相同标本的 PT 对数值。现用的凝血活酶国际参考品有 RTF – 16（重组人组织因子制剂）、RBT – 16（兔脑制剂）。各种来源的组织凝血活酶其 ISI 必须按照标准品 ISI 进行校正，ISI 愈接近 1.0，试剂愈灵敏。在购进新的凝血仪时，制造商还应提供相应仪器的 ISI 值。使用不同的凝血酶制剂、不同原理或不同型号的凝血仪测定的 PT 值差异较大，对抗凝治疗的反应性也不一致，应引起临床上的注意。

（5）WHO 等国际权威机构要求，每次（每批）PT 测定，都必须有正常对照。正常对照血浆必须采用来自至少 20 名男女各半的 18~55 岁的正常人（应避免妊娠期妇女、哺乳期妇女和服药者）的混合血浆。血液与 0.109mol/L 枸橼酸钠抗凝剂 9∶1 混匀，3000r/min 离心 15 分钟以上，分离血浆后，混合。可分装为每瓶 1ml，－80℃ 冻干保存。

（6）PT 测定应选用国际血栓和止血委员会（ISTH）及国际血液学标准化委员会（ICSH）公布的参考方法。

（7）检测时应先测定正常人的混合血浆，如果其 PT 在允许的范围内方能测定待测标本。否则，应重新配制 PT 试剂。

 实验四十五　血浆凝血酶时间测定

微课/视频 4　　　PPT

【实验目的】

掌握血浆凝血酶时间（thrombin time，TT）测定的原理、方法、注意事项。

【实验原理】

在受检血浆中加入"标准化"的凝血酶溶液，凝血酶作用于纤维蛋白原使其转变为纤维蛋白。测定加入凝血酶至血浆开始凝固所需的时间，即为血浆凝血酶时间。主要用于检测凝血共同途径中纤维蛋白原转变为纤维蛋白的过程有无缺陷。

【实验仪器和材料】

1. 器材　消毒棉签、碘酒、75% 乙醇、离心机、试管、水浴箱、微量加样器、硅化玻璃注射器或塑料注射器、硅化玻璃试管或塑料试管。

2. 试剂

（1）0.109mol/L 枸橼酸钠溶液。

（2）凝血酶溶液。

（3）正常人冻干混合血浆（正常对照血浆）。

【实验步骤】

（1）用塑料注射器或硅化注射器顺利抽取被检者静脉血 1.8ml，注入含有 0.2ml 的 0.109mol/L 枸橼酸钠的硅化玻璃试管或塑料试管中充分抗凝，血液以 3000r/min 离心 15 分钟，分离得到 PPP。

（2）取 1 支试管，加入正常对照血浆 0.1ml，置 37℃水浴预温 5 分钟。

（3）于上述试管中加入凝血酶溶液 0.1ml，立即混匀并启动秒表计时。轻轻倾斜试管并观察，以血浆流动减慢或出现浑浊的时间为终点，记录血浆凝固时间，即为 TT 值。重复测定 2 ~ 3 次，取平均值作为正常对照血浆的 TT 值。

（4）用同样方法测定待检血浆的 TT 值。

【实验结果】

凝血酶测定时间以直接测定的 TT 时间（秒）报告，同时报告正常对照血浆的 TT 值。

【注意事项】

（1）器材要求、标本采集、抗凝剂使用及标本处理等同 APTT 测定。

（2）血浆标本测定应在采血后 2 小时内完成，4℃保存不应超过 4 小时。其余同 APTT 测定。

 实验四十六　血浆纤维蛋白原检测

微课/视频 5　　PPT

【实验目的】

掌握血浆纤维蛋白原（fibrinogen，Fg）测定（Clauss 法）的原理、方法、注意事项。

【实验原理】

凝血酶可作用于受检血浆中纤维蛋白原，使其转变成不溶性纤维蛋白，血浆发生凝固，测定凝固时间。在足量凝血酶存在条件下，凝固时间与血浆 Fg 的含量成负相关，将待测血浆检测结果与国际Fg 标准品参比血浆制成的标准曲线对比，即可得出受检血浆 Fg 含量。

【实验仪器和材料】

1. 器材　硅化玻璃注射器或塑料注射器、硅化玻璃试管或塑料试管、微量加样器、秒表、离心机、水浴箱、双对数坐标纸。

2. 试剂

（1）0.109mol/L 枸橼酸钠溶液。

（2）冻干牛凝血酶。

（3）冻干 Fg 标准品。

（4）蒸馏水。

（5）缓冲液（以下两种任选一种）：①巴比妥缓冲液（pH 7.35）：醋酸钠 3.89g，巴比妥钠 5.89g，氯化钠 6.80g 溶解于 800ml 蒸馏水中，再加 1mol/L 盐酸 21.5ml 调整 pH 为 7.35，加蒸馏水至 1000ml。②咪唑（Imidazole 或 Glyoxaline）缓冲液：咪唑 3.40g（0.05mol/L），氯化钠 5.85g，加入约 500ml 水中；加 0.1mol/L 盐酸 186ml，调 pH 至 7.3～7.4，加蒸馏水至 1000ml。

【实验步骤】

1. 标本采集和处理　常规静脉采血 1.8ml，加入含有 0.109mol/L 枸橼酸钠溶液 0.2ml 的试管中，充分混匀，3000r/min 离心 15 分钟，分离 PPP。

2. 稀释标准品和样本　用缓冲液将纤维蛋白原标准品分别稀释成 0.8g/L、1.6g/L、2.4g/L 和 4.0g/L 浓度，各浓度再用缓冲液 1∶10 稀释待用，同时待测血浆 1∶10 稀释。

3. 预温　将凝血酶试剂、0.2ml 待测稀释血浆，放置 37℃水浴中 3 分钟。

4. 检测　在待测稀释血浆中加入 0.1ml 预温的凝血酶试剂，摇匀并立即启动秒表计时，在明亮处不断地缓慢倾斜试管，观察试管内液体的流动状态，当液体流动减慢或出现浑浊时，停止计时，记录凝固时间。每份样本重复测定 2～3 次，取平均值。同时以相同方法测定各标准管，记录各标准管凝固时间。

5. 计算　以纤维蛋白原标准品浓度为横坐标，相应凝固时间为纵坐标，在双对数坐标纸上绘制标准曲线。根据受检血浆的凝固时间，在标准曲线上可计算出相应的纤维蛋白原浓度。

【实验结果】

纤维蛋白原的检测结果以浓度（g/L）报告。

【注意事项】

1. 标本　采集、标本运送、标本处理同 APTT 测定。

2. 其他

（1）试剂质量：①缓冲液的配制和纤维蛋白原标准品的稀释必须准确；②缓冲液 pH 应为 7.2～7.4，若 pH<7.0，凝固时间将随之延长；③必须确保凝血酶试剂的质量。每换一个批号凝血酶，都应重新绘制标准曲线；④因玻璃管对凝血酶有吸附作用，凝血酶应贮藏于聚乙烯管中。凝血酶复溶后，在室温中放置不能超过 4 小时，在 4℃中保存不能超过 2 天，－20℃中可保存 1 个月。

（2）标本检测：①要确保纤维蛋白原标准品各稀释标本的凝固时间在 5～50 秒，否则须另行稀释；②只有纤维蛋白原浓度为 0.8～4.0g/L 时，其浓度与血凝块形成时间才有相关性。纤维蛋白原高于 4.0g/L 的血浆或低于 0.8g/L 的血浆都必须按适当比例进行稀释，并重新检测；③纤维蛋白原标准品与待测血浆要一起检测，以保证结果可靠性。

（3）当血浆含有高浓度肝素时，可造成测定值偏低，此时加入硫酸鱼精蛋白可消除。

实验四十七　血浆凝血因子促凝活性检测

PPT

一、血浆凝血因子Ⅷ、Ⅸ、Ⅺ、Ⅻ活性测定（一期法）

【实验目的】

掌握血浆凝血因子Ⅷ、Ⅸ、Ⅺ和Ⅻ活性检测的原理、方法、注意事项。

【实验原理】

在待测血浆或正常人新鲜混合血浆中分别加入缺乏凝血因子Ⅷ、Ⅸ、Ⅺ、Ⅻ的基质血浆、白陶土生理盐水悬液、脑磷脂悬液和钙离子溶液，观察各自的凝固时间。同时，用正常人新鲜混合血浆凝固时间绘制标准曲线，将受检血浆测定结果与其比较，分别计算出各个待测凝血因子Ⅷ、Ⅸ、Ⅺ、Ⅻ相当于正常人的百分率。

【实验仪器和材料】

1. 器材　硅化玻璃注射器或塑料注射器、硅化玻璃试管或塑料试管、微量加样器、秒表、水浴箱、离心机、双对数曲线纸或计算器等。

2. 试剂

（1）缺乏因子Ⅷ、Ⅸ、Ⅺ、Ⅻ的基质血浆。

（2）脑磷脂悬液　用兔脑或人脑制备的脑磷脂冻干粉，使用时用生理盐水作1∶100稀释。

（3）5g/L白陶土生理盐水悬液。

（4）0.025mol/L氯化钙溶液。

（5）咪唑缓冲液（pH 7.3）制备。甲液：咪唑1.36g，氯化钠2.34g溶于200ml蒸馏水中，再加入0.1mol/L盐酸溶液74.4ml，加蒸馏水至400ml。乙液：0.13mol/L枸橼酸钠溶液。工作液：以5份甲液与1份乙液混合制备而成。

（6）正常人新鲜混合血浆。

【实验步骤】

1. 标本采集和处理　静脉采血1.8ml，加入含有0.109mol/L枸橼酸钠溶液0.2ml的试管中，充分混匀，3000r/min离心20分钟，分离PPP。

2. 空白管测定　取基质血浆、咪唑缓冲液、脑磷脂悬液及5g/L白陶土生理盐水悬液各0.1ml，混匀置37℃水浴中预温3分钟，加入0.025mol/L氯化钙溶液0.1ml，记录凝固时间。空白管所需时间应控制在240～250秒，必要时调整脑磷脂悬液的浓度。

3. 标准曲线绘制　正常人新鲜混合血浆以咪唑缓冲液作1∶10、1∶20、1∶40、1∶80、1∶160稀释。将各稀释度样品与各种乏凝血因子Ⅷ、Ⅸ、Ⅺ、Ⅻ的基质血浆，脑磷脂悬液和5g/L白陶土生理盐水悬液各0.1ml，混匀置37℃水浴中预温3分钟，分别加入0.025mol/L氯化钙溶液0.1ml，记录凝固时间。以1∶10稀释的正常人新鲜混合血浆为100%促凝活性，以稀释度浓度为横坐标，凝固时间为纵坐标，在双对数曲线纸上绘制标准曲线或用计算器算出回归方程。

4. 待测标本测定　取置于冰浴中的受检血浆，用咪唑工作液作 1：20 稀释，按照上述方法检测凝固时间，从标准曲线上读取相应促凝活性值，再乘以 2，即为测定结果。

【实验结果】

凝血因子Ⅷ、Ⅸ、Ⅺ、Ⅻ活性的检测结果以相当于正常人的百分率（％）报告。

【注意事项】

（1）乏凝血因子基质血浆应确保其所乏因子凝血活性小于 1％，而其他凝血因子水平正常。

（2）待测标本应用枸橼酸钠抗凝，并立即分离血浆进行测定；若不能及时检测，可放置 –20℃ 1 个月内检测或放置 –80℃ 3 个月内检测，避免反复冻融。

（3）所有样本（包括绘制标准曲线的）检测前都应置于冰上预冷。

（4）正常人新鲜混合血浆要至少 30 人，以含各年龄段组成为佳，可 –80℃ 冻干保存 3 个月以上。

（5）可用商品化的 APTT 试剂来替代脑磷脂悬液和白陶土生理盐水悬液，但浓度需另作调整。

二、血浆凝血因子Ⅱ、Ⅴ、Ⅶ、Ⅹ的活性检测（一期法）

【实验目的】

掌握血浆凝血因子Ⅱ、Ⅴ、Ⅶ、Ⅹ活性检测的原理、方法、注意事项。

【实验原理】

将受检血浆或正常人新鲜混合血浆分别与乏凝血因子Ⅱ、Ⅴ、Ⅶ、Ⅹ基质血浆混合，进行血浆凝血酶原时间检测。用正常人新鲜混合血浆 PT 值绘制标准曲线，将受检血浆测定结果与其比较，分别计算出各个受检血浆中凝血因子Ⅱ、Ⅴ、Ⅶ、Ⅹ的促凝活性。

【实验仪器和材料】

1. 器材　硅化玻璃注射器或塑料注射器、硅化玻璃试管或塑料试管、微量加样器、秒表、水浴箱、离心机、双对数坐标纸或计算器等。

2. 试剂

（1）缺乏凝血因子Ⅱ、Ⅴ、Ⅶ、Ⅹ的基质血浆。

（2）0.025mol/L 氯化钙组织凝血活酶试剂。

（3）正常人新鲜混合血浆。

【实验步骤】

1. 标本采集和处理　静脉采血 1.8ml，加入含有 0.109mol/L 枸橼酸钠溶液 0.2ml 的试管中，充分混匀，3000r/min 离心 20 分钟，分离 PPP。

2. 标准曲线绘制　将正常人新鲜混合血浆用生理盐水进行 1：10、1：20、1：40、1：80、1：160 稀释。取各稀释标本 0.1ml 分别与各乏凝血因子基质血浆 0.1ml 混合，加入含钙的组织凝血活酶试剂 0.2ml，同时开始记录凝固时间。以 1：10 稀释的标本为 100％ 促凝活性，以稀释度浓度为横坐标，凝固时间为纵坐标，在双对数坐标纸上绘制标准曲线或用计算器算出回归方程。

3. 待测标本检测　受检血浆用生理盐水进行 1∶20 稀释，按照上述方法测定凝固时间，从标准曲线上读取相应促凝活性，再乘以 2，即为测定结果。

【实验结果】

凝血因子 Ⅱ、Ⅴ、Ⅶ、Ⅹ 活性的检测结果以相当于正常人的百分率（%）报告。

【注意事项】

（1）同因子 Ⅷ、Ⅸ、Ⅺ 和 Ⅻ 的测定。
（2）同凝血酶原时间测定。

实验四十八　凝血活化标志物检测

PPT

一、血浆凝血酶原片段 1+2

【实验目的】

掌握血浆凝血酶原片段 1+2（fragment 1+2，F_{1+2}）测定的原理、方法、注意事项。

【实验原理】

以 ELISA 原理为基础，用抗人 F_{1+2} 抗体，包被酶标反应板，加入受检血浆后，用髓过氧化物酶标记的抗人凝血酶原抗体，与上述固相载体复合物结合，以邻苯二胺显色，颜色深浅与 F_{1+2} 含量成正相关。

【实验仪器和材料】

1. 器材　酶标仪和酶标反应板。

2. 试剂

（1）抗人 F_{1+2} 抗体。
（2）髓过氧化物酶标记的抗凝血酶原抗体。
（3）F_{1+2} 标准品。
（4）包被液：0.15mol/L PBS，pH 7.4。
（5）缓冲液：0.1mol/L Tris － 盐酸缓冲液，pH 7.4。
（6）标本稀释液：0.15mol/L PBS（含 0.1% Tween － 20 和 1U/ml 肝素）。
（7）洗涤液：0.15mol/L PBS（含 0.01% Tween － 20 和 5% BSA）。
（8）基质液：5mg 邻苯二胺溶于 20ml，0.1mol/L 枸橼酸 － 0.2mol/L 磷酸钠缓冲液（pH 5.0），加 10μl，30% 过氧化氢溶液。
（9）1mol/L 硫酸溶液。

【实验步骤】

（1）包被：用包被液将抗人 F_{1+2} 抗体，配成 $5\mu g/ml$，每孔加 $200\mu l$，置于37℃过夜，用缓冲液洗涤3次，甩干备用。

（2）标准 F_{1+2} 用标本稀释液配成 10nmol/L、2.0nmol/L、0.2nmol/L 和 0.04nmol/L 四种浓度；受检血浆作1∶1稀释。将上述样本加人反应板中，每孔 $200\mu l$，置37℃，30分钟，用洗涤液洗3次，甩干后加抗人凝血酶原抗体（包被液中加 1% BSA，按工作浓度稀释），每孔 $200\mu l$，置37℃，30分钟，再洗涤3次，甩干。

（3）加基质液（每孔 $200\mu l$），置室温30分钟后，用 1mol/L 硫酸溶液终止反应。

（4）以 429nm 酶标仪读取 A 值，用标准 F_{1+2} 浓度和相应 A 值制成标准曲线，计算受检者血浆 F_{1+2} 浓度（注意检测时的稀释倍数）。

【实验结果】

凝血酶原片段 1+2 的检测结果以浓度（nmol/L）报告。

【注意事项】

（1）血浆中的多种蛋白会造成交叉反应，影响最后的结果，因此洗涤液要注意保留3分钟，要甩干。

（2）受检血浆必须以 3000r/min 以上离心分离。

（3）每次检测都需做好空白对照，以洗涤液代血浆加入反应板。如显色时，A 值超 0.100，应重新检测。

（4）标准曲线可用双对数取值。

二、血浆纤维蛋白肽 A

【实验目的】

掌握血浆纤维蛋白肽 A（fibrinogen peptide，FPA）测定的原理、方法、注意事项。

【实验原理】

依据 ELISA 原理，FPA 标本先与已知过量的兔抗人 FPA 抗体充分结合，再移至预先包被 FPA 酶标板上，如有剩余未结合的 FPA 抗体，可与固相 FPA 结合。将液相 FPA 抗体洗去后，加入抗兔 IgG（过氧化物酶标记）可与固相上的抗 FPA 结合，并使邻苯二胺显色，其颜色深浅与受检标本中的 FPA 呈负相关。

【实验仪器和材料】

1. 器材 酶标仪和酶标反应板。

2. 试剂

（1）合成的人 FPA 或纯人 FPA。

（2）兔抗人 FPA。

（3）髓过氧化物酶标记的抗兔 IgG。

（4）邻苯二胺、基质缓冲液（50mmol/L 枸橼酸与 100mmol/L Na₂HPO₄）。

（5）皂土、皂土缓冲液（584mg NaCl 与 605mg Tris 共溶于 90ml 蒸馏水中，以浓盐酸调整 pH 至 8.95，加 BSA100mg）。

（6）包被缓冲液 50mmol/L 碳酸盐缓冲液（pH 9.5），加 0.2gNaN₃，可保存 1 周（4℃）。

（7）洗涤液 pH 7.4 的 PBS，加 0.5ml Tween－20，NaN₃0.2g（1000ml 量）。

（8）标本稀释液临用前，在上述洗涤液中加每毫升 3mg 的明胶。

【实验步骤】

（1）包被：用包被缓冲液将合成的人 FPA 配成 1μg/ml。加入酶标反应板中，每孔 200μl。加盖，置 37℃过夜。次日以洗涤液洗涤 5 次后甩干，备用。

（2）标准品配制：用标本稀释液将纯 FPA 配成 25ng/ml、12.5ng/ml、6.25ng/ml、3.12ng/ml、1.56ng/ml 和 0.78ng/ml 等 6 个浓度，并各取 0.9ml 分别与 0.1ml 工作浓度的兔抗人 FPA（亦用标本稀释液配制）混合，置 37℃，3 小时，备用。

（3）将受检血浆 1ml 与皂土 40mg 和皂土缓冲液 0.5ml，充分混匀后再缓慢振摇 10 分钟，3000r/min 离心 15 分钟，吸取上清液 1ml，按上述方法操作一次。取上清液 1ml，先加 Tween－20，50μl，再取 0.9ml，加 0.1ml 工作浓度的兔抗人 FPA，置 37℃，3 小时，备用。

（4）将上述（2）（3）步骤中温育过的标准品和受检血浆，每酶标孔中各加 200μl，置 37℃，1 小时（或室温 2 小时），用洗涤液洗涤 5 次甩干。

（5）加髓过氧化物酶标记的抗兔 IgG（用标本稀释液按工作浓度稀释），每孔 200μl，置 37℃，1 小时（或室温 2 小时），用洗涤液洗涤 5 次甩干。

（6）以基质缓冲液配制底物［10mg OPD 溶于 25ml 基质缓冲液，临用前加 30% 过氧化氢（10μl）］，取底物溶液 200μl 加入各反应孔中，室温下置 5 分钟后，用 3mol/L 硫酸终止反应（每孔 50μl）。在 492nm 酶标仪上读出 A 值。按标准品绘制标准曲线（回归方程）。计算出受检标本的 FPA 值，注意受检标本在皂土处理过程中，已被稀释 2 倍。

【实验结果】

纤维蛋白肽 A 的检测结果以浓度（μg/L）报告。

【注意事项】

（1）受检标本皂土处理是关键，必须反复震摇，时间保证在 10 分钟以上，离心速度不能低于 3000r/min。否则纤维蛋白原不能完全去除。

（2）皂土处理过的血浆标本可立即检测，也可置 －20℃保存，以便集中检测。

（3）标准品和受检血浆加抗 FPA 抗体后，如需暂停检测，可在 4℃环境中过夜。

（4）酶标板洗涤要充分，每次洗涤液可保存 3 分钟。

（5）采血时，要选用较大的针头，保证抽血顺利，且最初 2ml 全血应去除，注射器应硅化或使用塑料制品。

三、血浆凝血酶－抗凝血酶复合物

【实验目的】

掌握血浆凝血酶－抗凝血酶复合物（thrombin – antithrombin complex，TAT）测定的原理、方法、注意事项。

【实验原理】

以 ELISA 原理为基础，用兔抗人凝血酶抗体，包被酶标反应板，髓过氧化物酶标记的抗人 AT 抗体，与固相载体上的 TAT 连接，以邻苯二胺显色，颜色深浅与 TAT 复合物含量呈正相关。

【实验仪器和材料】

1. 器材 酶标仪和酶标反应板。

2. 试剂

（1）兔抗人凝血酶抗体。

（2）髓过氧化物酶标记的抗人 AT 抗体。

（3）TAT 复合物标准品。

（4）基质液：邻苯二胺 8mg，临用前以 pH 5.0 碳酸盐－柠檬酸缓冲液 20ml 溶解后，加 $10\mu l$ 30% 过氧化氢溶液。

（5）标本稀释液：含 2.0% BSA－0.1% Tween–20 的 PBS（pH 7.2）。

（6）洗涤液：含 0.05% Tween–20 的 PBS（pH 7.2）。

（7）包被液：pH 7.6 的 0.05mol/L 碳酸盐缓冲液。

（8）终止液：2mol/L 硫酸溶液。

【实验步骤】

（1）用包被液将兔抗人凝血酶抗体作 1000 倍稀释（$5\mu g/ml$），包被酶标反应板，每孔 $100\mu l$，37℃孵育 3 小时后，4℃过夜。次日，用洗涤液洗涤三次后甩干，备用。

（2）用标本稀释液将 TAT 标准品稀释成 $2\mu g/ml$、$6\mu g/ml$、$20\mu g/ml$ 和 $60\mu g/ml$，将受检血浆作 2 倍稀释，分别取上述样本各 $100\mu l$，加入酶标反应板中，置 37℃孵育 3 小时后，洗涤 3 次，甩干。

（3）每孔加髓过氧化物酶标记的抗人 AT 抗体 $100\mu l$（用标本稀释液，按工作浓度稀释），37℃温育 2 小时后，洗涤液洗涤 3 次，甩干。

（4）每孔加基质液 $50\mu l$，室温下置 15 分钟，用 2mol/L 硫酸溶液每孔 $50\mu l$ 终止反应后，在 492nm 酶标仪上读出 A 值。

（5）以 TAT 标准品浓度与相应 A 值制成标准曲线（回归方程），计算出受检血浆 TAT 值，最后乘以稀释倍数。

【实验结果】

凝血酶－抗凝血酶复合物的检测结果以浓度（$\mu g/L$）报告。

【注意事项】

(1) 受检标本 4℃可保存 72 小时。

(2) TAT 浓度过高时，可增加受检标本稀释倍数。

(3) 包被反应板，加 3% BSA pH 7.2 PBS 封闭后，可置 –20℃保存 1 个月。

(4) 本试验显色反应不会太强，高浓度 TAT 标准品 A 值达到 1.800 左右即可。

 实验四十九　血浆抗凝血酶检测

PPT

一、血浆抗凝血酶活性检测

【实验目的】

掌握发色底物法检测血浆抗凝血酶活性（antithrombin activity，AT：A）的原理、方法、注意事项。

【实验原理】

将过量的凝血酶加入受检血浆中，凝血酶与受检血浆中的 AT 结合形成 1：1 复合物，过剩的凝血酶则催化显色底物 S – 2238，裂解出显色基团对硝基苯胺（paranitroaniline，PNA）而显色，其显色程度与抗凝血酶活性呈反比，依据受检血浆吸光度值的变化从标准曲线中得出 AT：A 值。

【实验仪器和材料】

1. 试剂

(1) 0.1% 聚凝胺溶液。

(2) 0.109mol/L 枸橼酸钠溶液。

(3) 凝血酶溶液：将牛凝血酶用生理盐水配成浓度为 10U/ml 的溶液，并加入浓度为 0.05g/ml 的聚乙二醇（相对分子质量为 6000Da），凝血酶工作浓度是 7.5 ~ 7.7U/ml。

(4) Tris – 肝素缓冲液：将肝素 30000U 加入到 1L Tris 缓冲液（0.05mol/L Tris，0.175mmol/L NaCl，7.5mmol/L EDTA – Na$_2$，以 1mol/L HCl 调整 pH 为 8.4）中。

(5) 显色底物浓度为 $5 \times 10^{-4} \mu$mol/L 显色肽 S – 2238 溶液与 0.1% 聚凝胺溶液按 2：1 比例混匀。

(6) 50% 乙酸溶液。

(7) 标准血浆。

2. 器材　离心机、酶标仪、37℃水浴箱、试管、加样器等。

【实验步骤】

(1) 分别取 6 支试管，将标准血浆及待测血浆按下表进行一系列稀释（表 49 – 1）。

表 49 –1 发色底物法测定 AT：A

	1	2	3	4	5	待测管
标准血浆（μl）	50	100	150	200	250	—
待测血浆（μl）	—	—	—	—	—	200
Tris – 肝素缓冲液（μl）	1150	1100	1050	1000	950	1000
稀释度	1：24	2：24	3：24	4：24	5：24	4：24
AT：A（%）	25	50	75	100	125	?

（2）充分混匀，37℃温育5分钟。

（3）加入凝血酶溶液，每管50μl，充分混匀，37℃温育30秒。

（4）加入显色底物，每管150μl，充分混匀，37℃温育30秒。

（5）加入50%乙酸溶液，每管150μl，终止反应，置于酶标仪405nm波长读取吸光度A值。

（6）绘制标准曲线：以不同浓度标准血浆的A值为纵坐标，其相应的AT：A为横坐标，获得标准曲线。

（7）根据受检血浆吸光度值在标准曲线上得出其相应的AT：A值（稀释过的标本则应乘以其稀释倍数）。

【注意事项】

（1）凝血过程会消耗抗凝血酶，为保证检测结果准确，本试验必须以血浆为检测标本，不得采用血清标本，同时标本中不得有血凝块，否则必须重新采血。

（2）待测标本须以0.109mol/L枸橼酸钠溶液为抗凝剂，不得用肝素抗凝。

（3）待测标本分离血浆后应分装冻存，检测前将冻存的血浆置于37℃水浴中快速解冻，避免反复冻融。

（4）每次检测时均须同时做标准曲线。

二、血浆抗凝血酶抗原性测定

【实验目的】

掌握ELISA法检测血浆抗凝血酶抗原（antithrombin antigen，AT：Ag）的原理、方法、注意事项。

【实验原理】

ELISA法检测AT：Ag的原理：ELISA板孔中包被抗AT抗体，血浆中的AT抗原与抗AT抗体形成抗原–抗体复合物，经一定时间孵育后洗脱未结合的AT抗原，然后加入辣根过氧化物酶连接的抗AT二抗与固相化的AT结合，再次经过洗涤后加入OPD进行显色，作用一定时间后加入终止剂，然后在酶标仪上读取吸光度值并进行计算。

【实验仪器和材料】

1. 试剂

（1）0.109mol/L枸橼酸钠溶液。

（2）PBS缓冲液：NaCl 8.0g、Na_2HPO_4 0.2g、KCl 0.2g溶于适量蒸馏水中，调节pH至7.4，再加

蒸馏水至 1L。2~8℃保存。

（3）包被液：Na$_2$CO$_3$1.59g，NaHCO$_3$2.93g 溶于适量蒸馏水中，调节 pH 至 9.6，2~8℃可保存一个月。

（4）洗液：PBS - Tween（0.1%，v/v）取 1L PBS 溶液加入 1ml Tween - 20。确认 pH 为 7.4，2~8℃可保存一个月。

（5）底物缓冲液：2.6g 枸橼酸、6.9g Na$_2$HPO$_4$ 溶解在 500ml 纯净水中，2~8℃可保存一个月。

（6）终止液：2.5mol/L H$_2$SO$_4$。

（7）AT 包被抗体（一抗）和 AT 检测抗体（二抗）。

（8）标准血浆。

2. 器材　96 孔 ELISA 板、微量加样器、酶标仪等。

【实验步骤】

（1）以枸橼酸钠为抗凝剂，采血后立即分离血浆。

（2）ELISA 板包被：将 AT 包被抗体（一抗）按照 1/100 比例稀释后，每孔加入 100μl，置室温 2 小时或 2~8℃过夜。

（3）封闭：包被好的 ELISA 板取出后用 PBS - Tween 液洗三次，可去除未结合的抗体。

（4）加样：标准血浆按照 1/2000（100%）比例进行对倍稀释后至 1/64000（3.13%）。样本血浆按照 1/4000，1/8000 和 1/16000 比例稀释。所有样本稀释均用 PBS - Tween 稀释液。每孔加入 100μl 稀释后的样本，置于室温 90 分钟，洗板三次。

（5）加二抗：将按照比例稀释好的二抗加入 ELISA 板孔中，每孔 100μl，置于室温 60 分钟，洗板三次。

（6）OPD 底物：每孔加入 100μl OPD 底物稀释液，10~15 分钟后待每孔均有颜色显现，即加入 50μl 每孔 2.5mol/L H$_2$SO$_4$ 的终止液。

（7）读板：将 ELISA 板放入酶标仪中，在 490nm 波长处读取吸光度。

（8）依据标准曲线，求出待测标本的 AT：Ag 含量，再乘以稀释倍数。

【注意事项】

（1）待测血浆标本应以枸橼酸钠为抗凝剂，不得用肝素抗凝。

（2）标本中不得有血凝块，否则会因凝血消耗凝血酶而使 AT：Ag 检测水平偏低，因此一旦发现血凝块必须重新采血。

（3）待测血浆标本须避免反复冻融，冻存的标本在检测前应于 37℃水浴中快速解冻。

（4）标准血浆的选择必须使用已知靶值的样本，

 实验五十　血浆蛋白 C 检测

PPT

一、血浆蛋白 C 活性检测

【实验目的】

掌握发色底物法检测血浆蛋白 C 活性（protein C activity，PC：A）的原理、内容、注意事项。

【实验原理】

从蛇毒中提取的 PC 特异激活物 Protac，可特异性激活 PC 生成活性蛋白 C（APC），后者可催化底物 S – 2366，释放发色基团对硝基苯胺（PNA）而显色，显色深浅与 PC 的活性呈线性正相关，可据此计算出 PC 活性值。

【实验仪器和材料】

1. 试剂

（1）浓度为 0.04mol/L 的巴比妥缓冲液，pH 7.4。

（2）Protac 激活液：Protac 冻干粉用巴比妥缓冲液稀释至 0.15U/ml。

（3）底物液：用双蒸水将发色底物 S – 2366 配制成浓度为 1.6mmol/L 溶液。

（4）50% 乙酸溶液。

（5）正常人混合血浆。

2. 器材　37℃水浴箱、酶标仪、微量加样器、试管、吸管等。

【实验步骤】

（1）用巴比妥缓冲液将正常人混合血浆作 100%、80%、60%、40%、20%、10% 系列稀释。

（2）各取 25μl 不同稀释度的正常人混合血浆，分别加入 100μl 的 Protac 激活液，充分混匀，置于 37℃水浴箱孵育 6 分钟。

（3）各加入 100μl 底物液，充分混匀后置于 37℃水浴箱孵育 8 分钟。

（4）各加入 100μl 的 50% 乙酸溶液终止反应，置于酶标仪上 405nm 波长处读取吸光度 A 值。

（5）以不同稀释度正常人混合血浆 A 值为横坐标，正常人混合血浆稀释度为纵坐标，绘制标准曲线。

（6）用生理盐水将待测血浆作 1∶2 稀释，按上述方法测出 A 值，根据标准曲线计算出相应活性度，再乘以 2 即为 PC 活性值。

【注意事项】

（1）Protac 激活液应分装并置于 −20℃冻存，避免反复冻融。

（2）冻存的血浆标本使用前应置于 37℃水浴箱中快速融化。

（3）该方法测定的 PC 活性线性范围为 0%~160%，若测得结果超出此范围，则应结合显色程度调整标本稀释度。

（4）试验过程中可根据标准品显色程度适当调整孵育时间。

二、血浆蛋白 C 抗原检测

【实验目的】

掌握 ELISA 法检测血浆蛋白 C 抗原（protein C antigen，PC∶Ag）的原理、内容、注意事项、临床意义。

【实验原理】

待测血浆在包被 PC 抗体 ELISA 板孔中孵育，血浆中的 PC 抗原与抗体结合形成复合物，经一定时间孵育后洗脱未结合的 PC 抗原，然后加入辣根过氧化物酶连接的抗 PC 二抗与固相化的 PC 结果，再次经过洗涤后加入 OPD 进行显色，作用一定时间后加入终止剂，然后在酶标仪上读取吸光度值并进行计算。

【实验仪器和材料】

1. 试剂

（1）0.109mol/L 枸橼酸钠溶液。

（2）PBS 缓冲液：NaCl 8.0g、Na_2HPO_4 0.2g、KCl 0.2g 溶于适量蒸馏水中，调节 pH 至 7.4，再加蒸馏水至 1L。2~8℃ 保存。

（3）包被液：Na_2CO_3 1.59g，$NaHCO_3$ 2.93g 溶于适量蒸馏水中，调节 pH 至 9.6，2~8℃ 可保存一个月。

（4）洗液：PBS – Tween（0.1%，v/v）取 1L PBS 溶液加入 1ml Tween – 20。确认 pH 为 7.4，2~8℃ 可保存一个月。

（5）底物缓冲液：2.6g 枸橼酸、6.9g Na_2HPO_4 溶解在 500ml 纯净水中，2~8℃ 可保存一个月。

（6）终止液：2.5mol/L H_2SO_4。

（7）PC 包被抗体（一抗）和 PC 检测抗体（二抗）。

（8）标准血浆。

2. 器材　器材 96 孔 ELISA 板、微量加样器、酶标仪等。

【实验步骤】

（1）常规静脉采血，以枸橼酸钠抗凝剂 1:9 抗凝，立即分离血浆。

（2）ELISA 板包被：将 AT 包被抗体（一抗）按照 1/100 比例稀释后，每孔加入 100μl，置室温 2 小时或 2~8℃ 过夜。

（3）封闭：包被好的 ELISA 板取出后用 PBS – Tween 液洗三次，可去除未结合的抗体。

（4）加样：标准血浆按照 1/2000（100%）比例进行对倍稀释后至 1/64000（3.13%）。样本血浆按照 1/4000，1/8000 和 1/16000 比例稀释。所有样本稀释均用 PBS – Tween 稀释液。每孔加入 100μl 稀释后的样本，置于室温 90 分钟，洗板三次。

（5）加二抗：将按照比例稀释好的二抗加入 ELISA 板孔中，每孔 100μl，置于室温 60 分钟，洗板三次。

（6）OPD 底物：每孔加入 100μl OPD 底物稀释液，10~15 分钟后待每孔均有颜色显现，即加入 50μl 每孔 2.5mol/L H_2SO_4 的终止液。

（7）读板：将 ELISA 板放入酶标仪中，在 490nm 波长处读取吸光度。

（8）依据标准曲线，求出待测标本的 PC：Ag 含量，再乘以稀释倍数。纵坐标，绘制标准曲线。

【注意事项】

（1）待测血浆标本应以枸橼酸钠为抗凝剂，不得使用肝素抗凝。

（2）标准血浆的制备以 20 名正常人的混合血浆为佳，同时要考虑到各个年龄段的分布，从而减少 PC 抗原含量波动对检验结果的影响。

（3）待测血浆标本须避免反复冻融，冻存标本在检测前应于 37℃ 水浴中快速解冻。

 实验五十一　血浆蛋白 S 检测

PPT

【实验目的】

掌握凝固法检测血浆蛋白 S 活性（protein S antigen，PS：A）的原理、内容、注意事项。

【实验原理】

蛋白 S 是活化蛋白 C 的辅因子，具有维生素 K 依赖性，血浆中存在两种蛋白 S 形式：游离 PS（FPS，40%）及与补体结合的蛋白 S（C4bPS，60%）。只有游离蛋白 S 具有功能性辅因子活性。蛋白 S 活性试剂通过检测在重组人组织因子、磷脂、钙离子和活化蛋白 C 时凝血酶原时间的延长，确定游离蛋白 S 的功能活性，将稀释后的样本加入乏蛋白 S 血浆后，蛋白 S 活性与血浆的凝血时间延长相关。

【实验仪器和材料】

1. 试剂

（1）乏蛋白 S 血浆。

（2）蛋白 S 试剂：含重组人组织因子、磷脂、活化蛋白 C、缓冲剂。

（3）0.025mol/L 氯化钙。

（4）正常人混合血浆。

（5）OVB 缓冲液。

2. 器材　37℃ 水浴箱、酶标仪、微量加样器、试管、吸管等。

【实验步骤】

（1）常规静脉采血，以枸橼酸钠抗凝剂 1：9 抗凝，立即分离血浆。

（2）将蛋白 S 试剂、正常对照血浆、乏蛋白 S 血浆分别置于 37℃ 水浴预温 3 分钟。

（3）取 1 支试管，加入预温的正常对照血浆 0.1ml，再加入预温的蛋白 S 试剂和乏蛋白 S 血浆 0.2ml，立即混匀并启动秒表计时。

（4）检测方法同 PT，记录凝固时间。

（5）采用同样方法测定待测血浆的凝固时间。

【注意事项】

样本溶血或脂血可影响结果准确性。

实验五十二 血浆活化蛋白 C 抵抗试验

PPT

【实验目的】

掌握凝固法检测活化蛋白 C 抵抗（activated protein C resistent，APC‐R）的原理、内容、注意事项。

【实验原理】

活化蛋白 C 抵抗是由于凝血因子 V 基因突变所导致，凝血因子 V 蛋白中某一精氨酸被谷氨酸替代，导致活化蛋白 C 对凝血因子 V 的灭活作用消失。在凝血因子 V 过量存在的血浆中，进行基于 APTT 的 APC 抵抗检测。

【实验仪器和材料】

1. 器材 凝血分析仪。

2. 试剂

（1）活化部分凝血活酶时间（APTT）试剂。

（2）活化 V 因子试剂。

（3）活化蛋白 C/氯化钙试剂：含氯化钙的人活化蛋白 C 试剂。

（4）氯化钙。

【实验步骤】

分别检测没有活化蛋白 C 的 APTT 结果（APCV‐1）和加入活化蛋白 C 的 APTT 检测结果（APCV‐2），根据活化蛋白 C 抵抗比值（APCR‐V）进行结果判读。

【注意事项】

（1）干扰 APTT 检测的相关因素如狼疮抗凝物质、磷脂抗体等也可影响 APC‐R 检测结果。

（2）该检测结果为比值，需要建立自己本实验室的 cut off 值。

实验五十三 活化部分凝血活酶时间（APTT）纠正试验

微课/视频 6

【实验目的】

掌握活化部分凝血活酶时间（APTT）纠正试验（手工法）的原理、内容、注意事项。

【实验原理】

APTT 纠正试验即将患者血浆与正常人混合血浆等体积 1∶1 混合，分别于即刻和 37 ℃ 孵育 2 小时后进行 APTT 检测。若混合后血浆所测的 APTT 值不能被纠正或部分被纠正，则提示有抑制物的存在；若混合后血浆所测 APTT 值可以被纠正，则提示凝血因子缺乏。值得注意的是，FⅧ抗体属时间和温度依赖型，而其他凝血因子抗体或狼疮抗凝物多为时间和温度非依赖型。

【实验仪器和材料】

1. 试剂

（1）0.109 mol/L 枸橼酸钠溶液。

（2）APTT 试剂（含白陶土、硅土或鞣花酸及脑磷脂）。

（3）0.025 mol/L 氯化钙溶液。

（4）正常人冻干混合血浆（正常对照血浆）。

（5）正常人新鲜混合血浆（20 人份）。

2. 器材　水浴箱、试管、秒表、计算器等。

【实验步骤】

（1）选择至少 20 份（男女比例 1∶1）常规凝血试验均正常的血浆混合制备正常混合血浆。

（2）即刻 APTT 纠正试验。

1）检测患者血浆（PP）得到 APTT 1。

2）检测正常混合血浆（NPP）得到 APTT 2。

3）将 PP 和 NPP 1∶1 混合后即刻检测得出 APTT 3。

（3）孵育 APTT 纠正试验。

1）将 PP、NPP，以及 PP 和 NPP 1∶1 混合血浆的试管封口，置于 37 ℃水浴箱孵育 2 小时。水浴时间的控制非常重要，水浴超过 2 小时，有假阳性的风险。

2）待准确孵育 2 小时后，分别即刻检测孵育后的 PP、NPP 和 1∶1 混合血浆得到 APTT 4、APTT 5、APTT 6，同时将孵育后的 PP 和 NPP 以 1∶1 混合后即刻检测得到 APTT 7（图 53 -1）。

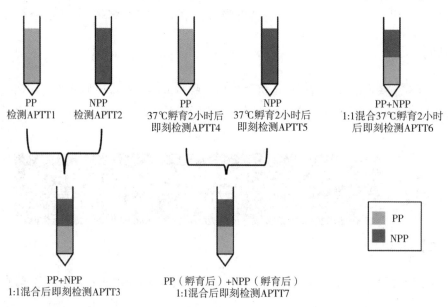

图 53 -1　APTT 纠正试验示意图

【注意事项】

（1）在试验操作中，应避免分析前误差，如样本量、凝块、抗凝剂污染。

（2）需要排除的常见原因：使用肝素制剂、血友病史、VWD 病史、病理性抗凝物质存在以及因子抑制物等。

（3）NPP 的制备至少要求 20 人份正常人的血浆混合；混合血浆即刻试验应尽快上机检测，避免选择感染、肿瘤、创伤、术后、妊娠等人群标本。

（4）轻度延长的 APTT（即轻度凝血因子缺乏或低滴度抑制物），纠正试验判断准确性不高。

实验五十四　凝血因子Ⅷ抑制物检验

微课/视频 7

【实验目的】

掌握凝血因子Ⅷ抑制物检测的原理、内容、注意事项。

一、改良的 Bethesda 法

【实验原理】

将待测血浆与正常人混合新鲜血浆按一定比例混合，37 ℃温育 2 小时后检测混合样本中凝血因子Ⅷ的剩余活性，如果待测血浆中含有凝血因子Ⅷ抑制物（又称为因子Ⅷ抗体），则会导致混合血浆凝血因子Ⅷ活性降低。抑制物含量用 Bethesda 为单位进行计算，1 个 Bethesda 单位相当于灭活 50% 凝血因子Ⅷ活性的抑制物（抗体）含量。

【实验仪器和材料】

1. 试剂

（1）咪唑缓冲液：Ⅰ液，取咪唑 1.36g 溶于 200ml 蒸馏水中，加入 0.1 mol/L 盐酸 74.4ml，加蒸馏水至 400ml；Ⅱ液，0.13 mol/L 枸橼酸钠溶液；试验用咪唑缓冲液以 5 份Ⅰ液与 1 份Ⅱ液混合而成），咪唑试剂要求新鲜配置。

（2）APTT 检测试剂

（3）0.025 mol/L $CaCl_2$ 溶液。

（4）正常人新鲜混合血浆（20 人份）。

2. 器材　水浴箱、试管、秒表、计算器等。

【实验步骤】

（1）分别将待测血浆及正常人混合血浆用咪唑缓冲液作 1∶1 稀释。

（2）按照凝血因子Ⅷ：C 检测方法，测定 1∶1 稀释正常人混合血浆Ⅷ：C，以此作为对照血浆Ⅷ：C。

（3）将待测血浆进行不同程度的倍比稀释，并与等量正常人混合血浆混合，37 ℃温育 2 小时后，按照凝血因子Ⅷ：C检测方法测定混合血浆中的Ⅷ：C，为温育后Ⅷ：C。

（4）结果计算待测血浆温育后剩余。

$$FⅧ：C = （温育后Ⅷ：C/对照血浆Ⅷ：C）\times 100\%$$

Bethesda单位 = 待测血浆温育后剩余FⅧ：C × 待测血浆的稀释倍数。

【注意事项】

（1）待测血浆以乏血小板血浆为宜。

（2）标本以枸橼酸钠抗凝，采血后立即分离血浆进行检测。不能立即检测的标本应 –20 ℃保存，1个月内检测；若 –80 ℃保存，则应3个月内检测。

（3）正常人新鲜混合血浆制备应考虑年龄因素及样本量，以选取30人份以上的各年龄段的正常人新鲜混合血浆为宜。

（4）如果抑制作用明显，超出FⅧ：C检测线性范围，可降低待测血浆在对照血浆中的比例，重新检测。

（5）标准曲线空白管所需凝固时间最好控制在240～250秒。

二、因子平行稀释法

【实验原理】

将待测血浆和校准血浆进行1：10、1：20、1：40、1：80、1：160倍比稀释，稀释后血浆凝血因子抑制物活性降低，而凝血因子活性有所恢复。如果待测血浆中不含凝血因子抑制物，则待测血浆和校准血浆的两条稀释曲线（凝固时间–凝血因子活性）平行；若待测血浆中含有凝血因子抑制物，则待测和校准血浆的两条稀释曲线交叉；由此可判断待测血浆中有无凝血因子抑制物。

【实验仪器和材料】

1. 试剂

（1）咪唑缓冲液：Ⅰ液，取咪唑1.36g溶于200ml蒸馏水中，加入0.1 mol/L盐酸74.4ml，加蒸馏水至400ml；Ⅱ液，0.13 mol/L枸橼酸钠溶液；试验用咪唑缓冲液以5份Ⅰ液与1份Ⅱ液混合而成。

（2）APTT检测试剂。

（3）0.025 mol/L $CaCl_2$ 溶液。

（4）正常人新鲜混合血浆。

2. 器材 37 ℃水浴箱、试管、秒表、计算器等。

【实验步骤】

（1）用咪唑缓冲液将待测血浆按照1：2、1：4、1：8、1：16等进行倍比稀释（具体稀释倍数可根据抗体滴度进行调整），稀释后的待测血浆按照1：1比例分别加入正常混合血浆，置于37 ℃水浴箱中孵育2小时（需要加盖）。对照血浆按照1：1比例加入咪唑缓冲液同步处理。

（2）分别测定待测血浆和对照血浆各浓度稀释液FⅧ的活性。

（3）分别绘制待测血浆和对照血浆稀释曲线。

（4）结果判断：若两条曲线交叉则为血浆FⅧ抑制物阳性；若两条曲线平行为FⅧ抑制物阴性。选择待测血浆样本中残余FⅧ活性最接近50%的样本的稀释度报抑制物滴度。

【注意事项】

同改良的 Bethesda 法。

实验五十五　狼疮抗凝物质检测的筛查和确诊试验

【实验目的】

掌握狼疮抗凝物质（lupus anticoagulant，LAC）的筛查和确诊试验的原理、步骤、注意事项。

【实验原理】

狼疮抗凝物质是抗磷脂抗体的一种，因其首先在红斑狼疮患者体内被发现而命名。LAC 可通过阻碍凝血因子Ⅷa 与Ⅸa 相互作用而影响凝血酶原酶生成，也可直接抑制凝血酶原酶复合物中的磷脂成分而影响凝血过程，导致 APTT 和 PT 延长。LAC 检测的筛查和确诊试验是改良的 Russell 蝰蛇蛇毒稀释试验，在乏血小板血浆中分别加入 LAC 的筛查试剂和确诊试剂，记录两者血液凝固时间的比值。

【实验仪器和材料】

1. 试剂
（1）0.109mol/L 枸橼酸钠溶液。
（2）LAC 筛查试剂。
（3）LAC 确诊试剂。
（4）乏血小板血浆。
2. 器材　试管、水浴箱、秒表等。

【实验步骤】

（1）先将 LAC 筛查试剂及确诊试剂在 37℃水浴箱中预温。
（2）取 2 只试管，各加入乏血小板血浆 200μl，37℃水浴箱中预温 1 分钟。
（3）2 只试管中分别加入 200μl 温育好的 LAC 筛查试剂及确诊试剂，同时开始计时，记录血浆凝固时间。
（4）以上操作重复 2 次，取均值。
（5）结果用狼疮抗凝物比值表示。

狼疮抗凝物比值 = 狼疮抗凝物质筛查试验检测值/确诊试验检测值

【注意事项】

（1）用浓度为 0.109mol/L 的枸橼酸钠与静脉血 1∶9 抗凝，立即分离血浆。
（2）本试验使用乏血小板新鲜血浆进行检测，若不能即刻检测，须将血浆置于 2~8℃储存，但必须在 4 小时内检测完毕。样本须密封保存，以避免 pH 改变及外源污染。
（3）当血细胞比容 <20% 或 >60%时，将会影响检测结果的准确性。

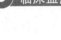

实验五十六　血浆纤维蛋白（原）降解产物测定

一、胶乳凝集法

【实验目的】

掌握胶乳凝集法检测血浆纤维蛋白（原）降解产物［fibrin（fibrinogen）degradation products，FDP］的原理、步骤、注意事项。

【实验原理】

在胶乳颗粒表面包被抗 FDP 特异性抗体，加入待测血浆混匀后，血浆中的 FDP 可与胶乳颗粒上的抗体结合而发生凝集反应，根据发生凝集反应时待测血浆的最高稀释度可计算出 FDP 的含量。

【实验仪器和材料】

1. 试剂

（1）甘氨酸缓冲液。

（2）胶乳试剂。

（3）FDP 阴性对照。

（4）FDP 阳性对照。

2. 器材　胶乳反应板、试管、刻度吸管、搅拌棒、秒表、微量加样器、冰箱、离心机等。

【实验步骤】

（1）常规静脉取血，分离血浆。

（2）取胶乳试剂 20μl 置于胶乳反应板的圆圈中，再加入等量的待测血浆（或分别加入阴性对照和阳性对照），用搅拌棒充分混匀，轻轻摇动反应板 3~5 分钟。

（3）在较强光线下观察，如果出现明显且均匀的凝集颗粒为阳性（FDP 含量≥5μg/ml）；若无凝集颗粒则为阴性（FDP 含量<5μg/ml）（参照阴性对照或阳性对照）。

（4）若结果为阳性，则可进一步用甘氨酸缓冲液将待测血浆按 1:2、1:4、1:8、1:16 进行倍比稀释，分别按上述方法再进行检测，以发生凝集反应的最高稀释度为反应终点。

（5）本法最大敏感度为 5μg/ml，因此待测血浆中 FDP 含量（μg/ml）=5×最高稀释倍数。

【注意事项】

（1）本实验所用试剂必须在 2~8℃保存，避免冻结，使用前将其平衡至室温。

（2）血浆分离后不可久置，应在 2 小时内完成检测。

（3）胶乳反应板必须保持清洁干燥。

（4）胶乳试剂使用前应当充分摇匀。

（5）保证检测环境温度高于 20℃，若低于 20℃时，应适当延长反应时间再观察结果。

二、ELISA 法

【实验目的】

掌握 ELISA 法检测血浆纤维蛋白（原）降解产物的原理、步骤、注意事项。

【实验原理】

将待测血浆加入用抗 FDP 的单克隆抗体包被的酶标反应板中，血浆中的 FDP 与反应板上的抗体结合，再加入酶标二抗形成复合物，后者可催化底物呈显色反应，测得吸光度值与待测血浆中 FDP 含量呈正比。

【实验仪器和材料】

1. 试剂

（1）酶标抗体。

（2）标准品　用稀释液将标准品稀释成 10ng/ml、50ng/ml、100ng/ml、150ng/ml、200ng/ml、300ng/ml、350ng/ml 各浓度梯度。

（3）OPD 显色液。

（4）10×稀释液　将浓缩稀释液放置 37℃ 温育 15 分钟，再用蒸馏水稀释 10 倍。

（5）20×洗涤液　将浓缩洗涤液放置 37℃ 温育 15 分钟，再用蒸馏水稀释 20 倍。

（6）4mol/L 硫酸终止液。

2. 器材　酶标仪、酶标反应板、微量加样器、试管等。

【实验步骤】

（1）常规静脉采血，分离血浆，采用稀释液将血浆进行 1∶5 稀释。

（2）取反应板，每孔加入不同浓度标准品或待测血浆 100μl，空白对照孔加等量稀释液，37℃ 温育 2 小时。

（3）弃去孔内液体，洗涤液清洗 3 次，拍干。

（4）每孔加入酶标抗体 100μl，37℃ 温育 2 小时。

（5）弃去孔内液体，洗涤液清洗 3 次，拍干。

（6）显色每孔加 OPD 显色液 100μl，37℃ 温育 15~20 分钟。

（7）终止每孔加入 4mol/L 硫酸终止液 100μl。

（8）在酶标仪上选择 492nm 波长，以空白孔调零，测定各孔吸光度值。

（9）结果计算在半对数坐标纸上绘制标准品浓度 - 吸光度标准曲线，根据待测血浆的吸光度及待测血浆稀释倍数可计算待测血浆 FDP 含量。

【注意事项】

（1）检测时最高抗原含量的吸光度若在 1.0 以上，则结果更为可靠。

（2）标本收集后应当天检测或储存在 4℃，避免反复冻融。

（3）ELISA 法检测 FDP 时可受多种因素影响，应保证试剂的稳定性和试验用品的清洁。

实验五十七　血浆D-二聚体测定

微课/视频8

一、胶乳凝集法

【实验目的】

掌握胶乳凝集法测定血浆D-二聚体（D-dimer）的原理、步骤、注意事项。

【实验原理】

采用抗D-dimer单克隆抗体包被胶乳颗粒，加入待测血浆混匀后，若血浆中D-dimer含量>0.5mg/L，可与胶乳颗粒上的抗体结合而发生凝集反应，根据发生凝集反应时待测血浆的最高稀释度可计算出D-dimer含量。

【实验仪器和材料】

1. 试剂

（1）0.109mol/L枸橼酸钠溶液。

（2）样品稀释缓冲液。

（3）胶乳试剂。

（4）D-dimer阴性对照。

（5）D-dimer阳性对照。

2. 器材　胶乳反应板、搅拌棒、微量加样器、离心机、秒表、试管等。

【实验步骤】

（1）常规静脉取血，以枸橼酸钠抗凝剂1∶9抗凝，分离乏血小板血浆。

（2）取胶乳试剂20μl置于胶乳反应板的圆圈中，并加入等量的待测血浆（D-dimer阴性对照或阳性对照），用搅拌棒充分混匀，轻轻摇动胶乳反应板3~5分钟。

（3）在较强光线下观察，如果出现明显且均匀的凝集颗粒的为阳性（D-dimer含量≥0.5mg/L）；若无凝集颗粒的则为阴性（D-dimer<0.5mg/L）。

（4）若结果为阳性，则可进一步用缓冲液将待测血浆按1∶2、1∶4、1∶8、1∶16倍比稀释，分别按上述方法再进行检测，以发生凝集反应的最高稀释度为反应终点。

【注意事项】

（1）本试验所用试剂必须在2~8℃保存，避免冻结，使用前平衡至室温。

（2）胶乳反应板必须保持清洁干燥。

（3）胶乳试剂使用前应当充分摇匀。

（4）保持检验环境温度高于20℃，若低于20℃时，应当适当延长反应时间后再观察结果。

（5）待测标本如发生溶血、凝血、细菌污染及高脂血均可能造成非特异性凝集，此类标本不宜进行D-dimer测定。

二、ELISA 法

【实验目的】

掌握 ELISA 法检测血浆 D-dimer 的实验原理、实验内容、注意事项。

【实验原理】

将待测血浆加入用抗 D-dimer 单克隆抗体包被的酶标反应板中，血浆中的 D-dimer 与反应板上的抗体结合，再加入酶标二抗后形成复合物，后者可催化底物呈显色反应，测得吸光度值与待测血浆中 D-dimer 含量成正比。

【实验仪器和材料】

1. 试剂

（1）0.109mol/L 枸橼酸钠溶液。

（2）酶标抗体使用时用等量稀释液溶解。

（3）标准品用稀释液将标准品稀释成 1mg/ml、0.5mg/ml、0.25mg/ml、0.125mg/ml、0.0625mg/ml、0.03125mg/ml 各浓度梯度。

（4）底物 A，底物 B。

（5）10×稀释液：使用时将浓缩稀释液在 37℃温育 15 分钟后用蒸馏水 10 倍稀释。

（6）20×洗涤缓冲液：使用时加蒸馏水按 1：20 稀释，即 1 份的 20×洗涤缓冲液加 19 份的蒸馏水。

（7）终止液。

2. 器材 酶标仪、酶标板、微量加样器、试管等。

【实验步骤】

（1）常规静脉取血，枸橼酸钠溶液 1：9 抗凝，3000r/min 离心 10 分钟，分离血浆。

（2）从室温平衡 20 分钟后的铝箔袋中取出所需板条，剩余板条用自封袋密封放回 4℃。

（3）设置标准品孔、样本孔和空白孔，空白孔什么都不加；标准品孔各加不同浓度的标准品 50μl。

（4）待测样本孔各加待测样本 50μl。

（5）随后标准品孔和样本孔中（空白孔不加）加入辣根髓过氧化物酶（HRP）标记的检测抗体 100μl，用封板膜封住反应孔，37℃水浴锅或恒温箱温育 60 分钟。

（6）弃去液体，吸水纸上拍干，每孔加满洗涤液，静置 1 分钟，甩去洗涤液，吸水纸上拍干，如此重复洗板 5 次（也可用洗板机洗板）。

（7）所有孔加入底物 A、B 各 50μl，37℃避光孵育 15 分钟。

（8）所有孔加入终止液 50μl，15 分钟内，在 450nm 波长处测定各孔的 OD 值。

（9）结果计算在半对数坐标纸上以标准品浓度作横坐标，对应 OD 值作纵坐标，绘制出标准品线性回归曲线，按曲线方程计算各样本浓度值。

【注意事项】

（1）试剂盒保存在 2~8℃，使用前室温平衡 20 分钟。从冰箱取出的浓缩洗涤液会有结晶，这属于正常现象，水浴加热使结晶完全溶解后再使用。

（2）试验中不用的板条应立即放回自封袋中，密封（低温干燥）保存。

（3）严格按照说明书中标明的时间、加液量及顺序进行温育操作。

（4）所有液体组分使用前充分摇匀。

综合性实验四　血友病 A 的检验

PPT

血友病 A 是一种伴性 X 染色体隐性遗传性出血性疾病，按照患者体内凝血因子Ⅷ水平可分为重型（<1%）、中间型（1%~5%）和轻型（>5%），

【实验目的】

通过典型病例，应用凝血检测的基本理论知识和相关筛查及确诊试验，进行血友病 A 的实验室检查。结合病史及临床资料，正确分析并做出明确诊断。通过本试验掌握血友病 A 的疾病分型、实验室诊断方法和步骤，以及和其他出血性疾病的鉴别诊断。

【病例资料】

患者，男性，21 岁，以胸闷、咯血伴低热为主诉。X 射线胸片示左肺野大片均匀致密阴影，外院拟诊肺结核。体检：T 38℃，BP 15/10kPa，贫血貌，左胸上中部叩诊浊音，可闻及湿啰音，肝脾肋下未触及，皮肤无瘀斑，双侧膝关节畸形。X 射线胸片示左上中肺野大片均匀致密阴影，边缘模糊。实验室检查 Hb 105g/L，WBC 9.2×10⁹/L，N 60%，L 40%。PLT 121×10⁹/L，PT 21 秒，APTT 78 秒，TT 18 秒，Fg 3.1g/L，FDP 3.1mg/L，D-二聚体 2.1mg/dl，否认家族遗传史。经检查发现凝血因子Ⅷ活性（FⅧ：C）0.2%，其余凝血因子检查均正常，不存在凝血因子Ⅷ抑制物。

【实验设计思路】

根据患者临床表现和实验室检查结果，血小板计数正常，且无皮肤瘀斑，APTT 结果延长，考虑患者存在二期止血缺陷导致的出血性疾病可能性，设计下一步的实验室检查思路（图综 4－1）。

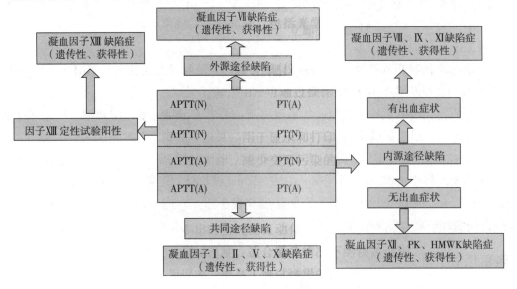

图综 4－1　二期止血缺陷实验室诊断路径图

（一）常用出血性疾病的实验室检查

病史和体检为鉴别患者是否存在止凝血功能缺陷及其可能病因提供了重要信息，同时进行一些基本的实验室检查包括凝血酶原时间（PT）、活化部分凝血活酶时间（APTT）和血小板计数（BPC）等意义重大。常见出血性疾病的筛选试验如下（表综4-1）。

表综4-1 常见出血性疾病的筛选试验

主要疾病	BPC	出血时间（BT）	PT	APTT	纤维蛋白原（Fg）	凝血酶时间（TT）
血管性疾病	正常	正常或延长	正常	正常	正常	正常
血小板减少	减少	延长	正常	正常	正常	正常
血小板功能异常	正常	延长	正常	正常	正常	正常
血管性血友病（vWD）	正常	延长	正常	延长	正常	正常
凝血异常（内源性途径）	正常	正常	正常	延长	正常	正常
凝血异常（外源性途径）	正常	正常	延长	正常	正常	正常
凝血异常（多源或共同途径）	正常	正常	延长	延长	正常/减少	正常/延长
DIC	减少	延长	延长	延长	减少	延长

APTT 和 PT 的组合检测：除因子XⅢ（FXⅢ）外，可对有缺陷的内源和外源凝血系统进行全面的初步筛查（图综4-1）。

A. 筛查 遗传性出血病/获得性凝血因子缺乏（图综4-1）。

B. 鉴别凝血因子抑制物（常见FⅧ/FⅨ）和狼疮抗凝物质（LA） 多用 APTT 延长和 PT 延长的混合血浆纠正试验。（图综4-2）

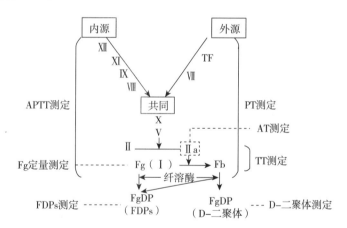

图综4-2 凝血－抗凝－纤溶过程及其检测

（二）其他检查

1. 混合试验 当 PT 或 APTT 结果延长时，可以用混合试验对可能导致结果异常的因素进行分析。混合试验的原理是将患者血浆和正常人混合血浆进行一定比例的混合，然后分别检测患者血浆、正常人混合血浆和混合后样本的 PT 或 APTT 结果，通过各种计算方法判读患者血浆的异常结果是否能被正常人混合血浆所纠正，以及纠正的程度如何。在这里需要注意，混合试验分为即刻混合和37℃孵育2小时后的混合，后者对于时间温度依赖型抗体（如凝血因子Ⅷ抑制物）具有筛查作用，不可漏检。对于混合试验结果的判读可以参考相关专家共识推荐的方法，并结合实际情况不断积累工作经验。

2. 确诊试验 凝血因子活性检测是明确出血性疾病病因的确诊试验，在本案例中需要检测影响 APTT 途径的相关凝血因子Ⅻ、Ⅺ、Ⅸ、Ⅷ的活性水平，采用基于 APTT 途径的一期法进行凝血因子活性检测是目前临床实验室最常用的检测手段，但需要注意某些因素会影响该检测结果，若临床和实验室结果不相符时，需要采用其他凝血因子活性检测方法，如发色底物法等进行因子活性测定。

二、血友病的基因检测

血友病作为一种单基因疾病，基因检测对其疾病的诊断和治疗具有指导意义。F8 基因位于 Xq28，全长 186kb，由 26 个外显子和 25 个内含子组成，FⅧmRNA 全长约 9kb，编码了由 2351 个氨基酸残基组成的多肽链，其中包括一条 19 个氨基酸组成的信号肽，成熟的肽链由 2332 个氨基酸以 A1 – A2 – B – A3 – C1 – C2 的方式排列，FⅧ蛋白分泌入血后，在血液中与血管性血友病因子（von Willebrand factor，VWF）结合，以 FⅧ/VWF 复合物形式存在，后者可稳定 FⅧ，防止其过早降解。F8 基因不仅结构庞大，而且导致 HA 的基因突变种类繁多，其中内含子 22 倒位突变引起的 FⅧ蛋白缺乏占重型血友病 A 分子发病机制的 42%；而内含子 1 倒位的发生率大占重型血友病 A 的 2%~5%，其余几乎每个家系都有不同的突变类型。目前，F8 基因突变数据库报道的有超过两千多种不同的突变，包括点突变、基因缺失、插入、无义突变、剪接突变等，从而提示 F8 基因异常具有高度的异质性；中间型和轻型血友病患者的基因突变类型 86% 为错义突变。

通过基因诊断可以更精准地为血友病患者及其家属开展优生优育指导，尤其是对家系中有生育希望及可能的女性进行携带者基因检测，对优生优育有重要的价值。同时，对血友病患者进行明确的基因诊断有利于接受预防治疗的患者更明确地知晓导致疾病的基因类型，越来越多的研究提示某些特殊的基因突变位点和抑制物的发生相关，针对不同突变位点采取不同治疗方案的措施也在逐步的探索中，有望在未来实现血友病患者的个体化治疗。根据 F8 基因的结构特点，可以按照以下路径进行血友病 A 的基因诊断（图综 4 – 3）。

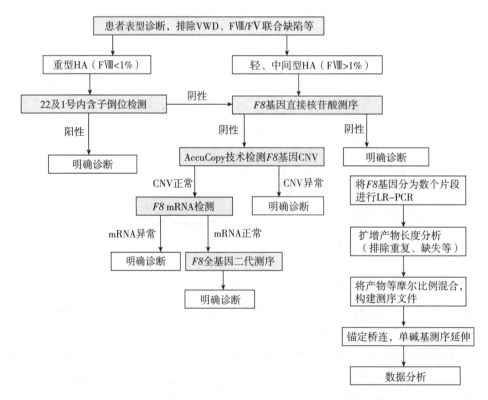

图综 4 – 3　血友病 A 基因诊断路径

凝血因子Ⅸ质或量的异常可导致血友病 B 的发生，由于 F9 基因较小，可以采用直接的核酸测序方法进行基因突变检测；*F9* 基因外的 6 个多态性位点经过多重 PCR 扩增可用于血友病 B 的遗传连锁分析，但也无法排除基因重组的发生对其结果的干扰。

【实验要求】

根据患者临床资料和实验室检查结果写出实验报告，包括实验室诊断思路的呈现，实验报告要求有讨论和实验体会。

（陈莎丽　周　强　戴　菁　马　强）

附　录

附录一　血小板聚集仪

【引言】

血小板在止血中扮演着重要的角色，血小板聚集能力的检测对于评价血小板功能及对出血性疾病的诊断和鉴别诊断具有重要意义。血小板聚集在正常止血过程中发生在受损血管处，但也可以在非外伤的情况下由于不同原因导致血管内的血栓形成，血小板聚集功能在生理性止血及病理性血栓形成中起着重要作用。临床诊疗中，评估血小板功能是血栓与出血性疾病诊疗时的重要依据，也是抗凝治疗和溶栓治疗监测的重要指标。

血小板聚集仪是评估血小板功能最基本的设备，可检测多种诱导剂刺激的血小板聚集功能，为血小板功能相关疾病诊断、抗凝治疗监测及疗效观察提供了有价值的指标。随着科学技术的日新月异，血小板聚集功能检测从传统的手工方法发展到全自动血小板聚集仪，使血小板聚集功能的检测变得简便、迅速、准确、可靠。

【工作原理】

血小板聚集试验（platelet aggregation test，PAgT）包括光学比浊法、全血电阻抗法、剪切诱导法及血液灌注压法等，现分别介绍如下。

1. 光学比浊法　以此原理设计出的血小板聚集仪因其结构小巧、仪器成本低，在目前占较大的市场，可分为透射比浊法及散射比浊法。

（1）透射比浊法　来自光源的 650nm 光线经过处理后变成平行光，后者透过待测样品照射到与光源呈 180°角的光电管后变成电信号，经过放大后在监测器上处理。用搅拌子搅拌 PRP，读取 PRP 的透过率，待数值稳定后加入 ADP 等血小板聚集诱导剂，未聚集的血小板将光部分吸收，随着反应管中血小板聚集成块，PRP 的透光度逐渐增高，当血小板完全聚集后，吸光度趋于恒定。光探测器接收这一光的连续变化，将其转化为电信号，经过放大再被传送到监测器或计算机上进行处理，在记录仪中予以描记。仪器描绘这种连续变化的曲线，反映血小板聚集全过程，以此可提供反映血小板聚集速度、程度以及血小板解聚等方面的参数。最常用的表示聚集能力的参数为最大聚集率。

（2）散射比浊法　根据血小板发生聚集过程中散射光的变化来进行检测。散射比浊法检测通道由一个与 660nm 的光源呈 90°直角的光探测器组成，当向 PRP 中加入 ADP 等聚集诱导剂后，血小板发生聚集，PRP 样品在变得澄清的同时，样品的散射光强度逐渐增加。仪器把这种光学变化描绘成聚集曲线。散射比浊法可以分别测定 2～100 个血小板形成的小凝集块以及 100 个以上的血小板形成的大凝集块。

2. 全血电阻抗法　此类血小板聚集仪可用全血或 PRP 进行血小板聚集检测。在样品检测杯中插入一对铂电极，当全血中的血小板在致聚剂的诱导下发生聚集时，可覆盖在铂电极表面，导致电阻抗的改变，后者的变化程度与聚集程度有关。此信号经过放大传送到监测器或计算机上进行处理，将电阻抗的改变转换为聚集曲线从而计算出血小板的聚集率。此方法具有很多优点：①直接使用全血，离体后的血液不必经过离心分离 PRP，从而可用于床边试验，并能较快地得到结果；②全血中的其他血细胞同时存在，从而真正模拟了体内的生理环境；③保存全部血小板，避免部分血小板因体积太大而在制备 PRP 时丢失；④对于脂血标本的检测，可以克服光学法检测时因过于浑浊而影响结果；⑤全血电阻聚集仪与光学法相比，检测高凝状态时的血小板功能更为敏感。

3. 剪切诱导法　采用旋转式铁板流体测定仪，将 PRP 注入平板的内筒内，氦氖激光透过其中，通过圆锥的旋转产生剪切力，从而引起血小板聚集，血小板聚集引起 PRP 透光度的变化，由电脑进行分析处理，最后绘制成聚集曲线。

4. 血液灌注压法　本类仪器采用全血进行检测。在全血中加入 ADP 等诱导剂，使血小板发生聚集。当血液通过有许多小孔隙的屏障时，单个的血小板可以通过屏障，而聚集的血小板会将细孔堵塞，从而使血液灌注压升高，后者的改变通过放大转变，传送到计算机上以聚集曲线的形式显示出来，据此反映血小板聚集的程度。

5. 其他方法　除上述检测原理外，有的血小板聚集仪采用了一些其他原理。

（1）发色底物/发光物 – 聚集剂法　此方法可同时测定血小板聚集和致密颗粒的分泌。后者的检测是通过测定发色/发光底物的吸光度改变来推算所测物质的含量和活性。发色底物法通道由一个 405nm 的灯为检测光源，另一探测器与光源呈 180°角。在一定条件下记录 405nm 波长下由于产色基团对硝基苯胺（pNA）被活性酶裂解释放而导致的吸光度变化速率，而引起 PNA 释放的活性酶量与待测样本中某一成分的量呈相关关系。发光物法原理与其相似。以检测 ATP 释放为例，在 PRP 中预先加入虫荧光素 – 虫荧光素酶，在测定血小板聚集能力的同时，血小板活化时释放出的 ATP 与虫荧光素发生反应产生荧光，通过检测荧光的强度可以了解血小板活化时释放出的 ATP 的量。目前，许多系列的血小板聚集仪均具有同时检测血小板聚集和致密颗粒分泌的功能。

（2）非离心式聚集阈值测定法　将 PRP 放入 Tomy titer 的 U 型盘中，加入系列稀释的 ADP，计算发生聚集的 ADP 最低浓度，即 ADP 的聚集敏感性，从而判断待测对象血小板聚集能力。

（3）切变诱导血小板聚集　近年来，随着血液流变学的发展，众多科学家开始对剪切域下的血小板聚集过程进行研究，并提出了一些测定血小板聚集的方法。与其他检测方法不同，此方法中不使用诱导剂，而是连续观察记录单纯切应力引起的血小板聚集。

【基本结构】

主要介绍常用的光学法及全血电阻抗法检测系统的基本结构，基于其他原理的仪器临床上较少应用，这里不作介绍。

（一）光学法的基本结构

光学法血小板聚集仪所采用的自动光学聚集系统由下列 5 部分组成。

1. 样品槽及预温装置　血小板聚集仪的型号不同，其样品槽的数目亦不相同，从单通道到八通道不等。样品槽可以自动 37℃ 预温，使血小板聚集的发生与生理状态下相似。

2. 搅拌系统　美国 Chrono – Log 公司的搅拌系统包括磁力搅拌器和搅拌子，磁力搅拌器位于样品槽的底部，搅拌子置于样品杯的底部。英国 EEL 的血小板聚集仪的搅拌棒是根据 O'Brein 原理设计，位于血浆上层，如吊扇的扇叶。

3. 光电检测转换系统　本系统包括光源、光电池两部分。按光学法设计的血小板聚集仪光源为 660nm，利用发色底物法同时检测血小板分泌、释放等其他功能的血小板聚集仪光源为 660m 和 405nm 两种。散射比浊法的光源与光探测器呈 90°角，透射比浊法的光源与光探测器呈 180°角，光电池接受光量度的变化，并转换为电信号。

4. 放大系统　光电转换部分输出的电信号非常小（微伏级），放大系统负责将其进行放大，以便于计算机进行数据处理。放大器多为三级放大，第一级为前置放大器；第二级为调零调满放大器，可将所有样品的变化控制在某一范围内；第三级放大器为自动增益放大器，计算机根据接收到的电信号控制放大器的放大量，使整个放大系统工作在最佳状态。

5. 计算机　除少数血小板聚集仪采用打印机来输出实验结果外，大多数均采用计算机系统进行检测数据的分析。检测结果可以在显示屏上显示或通过打印机打印出来，以帮助医务工作者对结果进行分析。

（二）全血电阻抗法聚集系统

由样品槽及预温装置、搅拌系统、电阻抗检测系统、放大系统及计算机组成。其中除电阻抗系统与比浊法血小板聚集仪不同外，其余均类似。电阻抗检测系统由一对插在样品检测杯中的铂电极组成，当血小板聚集并覆盖在铂电极表面时，电阻抗发生改变，此信号传送到放大系统进行处理。

【检测指标与性能特点】

1. 检测指标　以往的血小板聚集仪只能检测血小板聚集率，随着机械、工业的发展，血小板聚集分析仪除可检测血小板聚集外，它还可以同时检测许多其他指标。Chrono - Log 公司生产的血小板聚集分析仪可同时检测 ATP 释放、血小板内 Ca^{2+} 含量、GPⅡb/Ⅲa 受体的阻断及瑞斯托霉素诱导的全血聚集等；美国 Helena 公司生产的 PACKS - 4 血小板聚集发光动力学系统可以检测瑞斯托霉素辅因子、抗凝血酶（AT）、因子Ⅷ、肝素、纤溶酶原和蛋白 C 的活性；上海通用机电技术研究所生产的 MODEL - 92 智能血液凝集仪在检测血小板聚集的同时还可以检测凝血酶原时间（PT）、凝血酶时间（TT）、活化部分凝血活酶时间（APTT）等。

2. 性能特点

（1）检测速度快　性能优越的血小板聚集仪有多至 8 个检测通道，同时检测 8 份样品只需 5 分钟。

（2）检测项目多　目前市售的血小板聚集分析仪不仅仅单纯检测血小板聚集，它还可以同时检测许多其他指标，如利用发色底物法检测瑞斯托霉素辅因子、AT、因子Ⅷ、肝素、纤溶酶原和蛋白 C 活性；利用发光法检测 ATP 释放；利用凝固法检测 PT、TT、APTT 等。

（3）用血量少　有些品牌的血小板聚集仪只需 PRP 63μl，极大方便了临床检测及实验研究。

（4）质量控制　某些血小板聚集仪拥有自动质控功能，如 PACK - 4 在每次检测时均保存了质控对照品值，每个月会算出质控对照品的均值和 SD，它还可以启动一种新型的多规则质控方法（westgard），①1 - 3S：一个质控对照品的检测值超出 3SD。②2 - 2S：连续两次质控对照超出 2SD 且位于平均值的同一侧。③4 - 1S：连续 4 次质控对照品值大于 1SD。④接连的两次质控对照值相差大于或等于 4SD。⑤连续 10 次质控对照品值位于平均值的同一测。此时仪器将拒绝检测样品，从而全面支持实验室质控要求，为检验提供具有高可靠性的测试结果。

（5）结果的保存和传递　大部分血小板聚集仪均配有计算机，故可以存储大量检测数据，若将计算机进行联网，还可以使检验结果迅速传递到各临床科室，节省了大量人力、物力。

【临床意义】

1. 遗传性血小板功能缺陷病　①血小板无力症（glanzmann thrombasthenia, GT）：ADP、COL、AA 诱导的血小板聚集减低或不聚集，RIS 诱导的血小板聚集正常。②巨血小板综合征（bernard soulier syndrome，BSS）：ADP、COL、AA 诱导的血小板聚集正常，但 RIS 诱导的血小板凝集减低或不凝集。③血小板储存池缺陷症（storage pool defect，SPD）：致密颗粒缺陷时，ADP 诱导的血小板聚集减低，COL 和 AA 诱导的聚集正常；α 颗粒缺陷时，血小板聚集正常。④血小板花生四烯酸代谢缺陷症（arachidonic acid metabolism defect，AMD）：ADP 诱导的血小板聚集减低，COL 和 AA 均不能诱导血小板聚集。

2. 获得性血小板功能缺陷症　尿毒症、骨髓增殖性肿瘤、肝硬化、异常球蛋白血症、部分急性白血病、MDS、心肺旁路术等，可见血小板聚集功能减退。

3. 药物影响　抗血小板药物，如阿司匹林、噻氯匹定、氯吡格雷、双嘧达莫等可显著抑制血小板聚集功能。

4. 血栓前状态与血栓性疾病　急性心肌梗死、脑血栓形成、心绞痛、动脉粥样硬化、高血压、糖尿病、高脂蛋白血症等疾病，ADP、COL、AA 诱导的血小板聚集率可增高，即使用低浓度的诱导剂也可致血小板明显聚集。

【应用评价】

（1）血小板聚集试验（PAgT）的测定方法较多，包括光学比浊法、全血电阻抗法、剪切诱导法、光散射比浊法、微量反应板法和自发性血小板聚集试验等。其中光学比浊法最常用，对诊断和鉴别血小板功能缺陷最有价值，但其不足是制备 PRP 时可因离心作用激活血小板，对小的血小板聚集块不敏感，且高脂血症可影响 PRP 的透光度。全血电阻抗法应用全血标本，不需要离心血液，更接近体内血小板聚集的生理状态，且能克服高脂血标本的影响，可作为常规的手术前血小板聚集功能评价、血小板聚集功能增高监测、抗血小板药物疗效观察等，但其不足之处是每次测定都需要清洗电极，检测时间长、对血小板的小聚集块不敏感。剪切诱导法的血小板聚集对于血栓性血小板疾病如脑血栓、动脉粥样硬化的诊断和治疗具有重要意义，但是温度和血小板数目对测定结果有较大影响。

（2）光学比浊法测定时 PRP 中血小板浓度对聚集率的影响较大，一般应调整为（150～200）×10^9/L 较为适宜。当患者全血血小板计数 $100×10^9$/L 时，PRP 中血小板浓度较低，可使血小板聚集率减低。

（3）在选用血小板聚集试验的诱导剂时，应根据检测目的不同选择不同种类和浓度的诱导剂。通常检测血小板聚集功能亢进时，宜选用低浓度 2～3μmol/L 的 ADP；检测血小板聚集功能缺陷（如诊断血小板无力症）时，应选用高浓度 5～10μmol/L 的 ADP，只有在多种诱导剂诱导下均出现聚集减低或不聚集时，才能确定血小板聚集功能缺陷。

（4）抗血小板药物疗效监测中诱导剂的选择，服用阿司匹林时，AA 诱导的血小板聚集减低更为灵敏。服用氯吡格雷时，ADP 作为诱导剂更敏感。

（5）瑞斯托霉素诱导的血小板凝集试验，RIPA 并不导致血小板的激活，其凝集率的高低不反映血小板的聚集功能，仅与血小板膜 GPI b 和血浆中 VWF 有关。

附录二　血液凝固仪

微课/视频 1

【引言】

血栓与出血性疾病是临床常见病和多发病，凝血和抗凝功能平衡的失调是血栓和出血性疾病的重要发病机制，往往表现为涉及多学科的血栓与止血问题。临床诊疗中，评估凝血、抗凝和纤溶功能是血栓与出血性疾病诊疗时的重要依据，也是抗凝治疗和溶栓治疗监测的重要指标。

血凝仪是目前血栓与止血实验室检查中最基本的设备，可检测多种血栓与止血指标，为出血和血栓性疾病诊断、溶栓与抗凝治疗监测及疗效观察提供了有价值的指标。随着科学技术的日新月异，血栓与止血的检测从传统的手工方法发展到全自动血凝仪，从单一的凝固法发展到免疫法和生物化学法，血栓与止血的检测也因此变得简便、迅速、准确、可靠。

【工作原理】

不同类型的血液凝固仪采用的原理不同，目前可开展的血栓与止血成分检测方法主要有凝固法、底物显色法、免疫法等。凝固法是血凝仪和血栓与止血实验中最基本、最常用的方法。

1. 凝固法　模拟生理血液凝固过程，通过连续监测血浆在凝血激活剂作用下所发生的光学（吸光度）、物理学（黏度）或电学（电流）的变化，再由计算机分析、报告最终结果，也称生物物理法。

（1）光学法（比浊法）　光学法血凝仪是根据血浆凝固过程中浊度的变化来测定凝血功能。根据仪器不同的光学测量原理，又可分为散射比浊法和透射比浊法两类。

散射比浊法，根据待测样品在凝固过程中散射光的变化来确定检测终点。在该方法中检测通道的单色光源与光探测器呈90°直角，当向样品中加入凝血激活剂后，随着样品中纤维蛋白凝块的形成过程，样品的散射光强度逐步增加。当样品完全凝固以后，散射光的强度不再变化，通常是把凝固的起始点作为0%，凝固终点作为100%，把50%作为凝固时间。光探测器接收这一光学的变化，将其转化为电信号，经过放大再被传送到监测器上进行处理，描出凝固曲线。

透射比浊法，根据待测样品在凝固过程中吸光度变化来确定凝固终点。与散射比浊法不同的是该方法的光路同一般的比色法一样呈直线安排：来自光源的光线经过处理后变成平行光，透过待测样品后照射到光电管变成电信号，经过放大后监测处理。当向样品中加入凝血激活剂后，开始的吸光度非常弱，随着反应管中纤维蛋白凝块的形成，标本吸光度也逐渐增强，当凝块完全形成后，吸光度趋于恒定。血凝仪可以自动描绘吸光度的变化曲线并设定其中某一点对应的时间为凝固时间。

（2）磁珠法　磁珠法是根据血浆凝固过程中黏度的变化来测量凝血功能。根据仪器对磁珠运动测量原理的不同，又可分为光电探测法和电磁珠探测法。

光电探测法，在磁珠法中光电探测器的作用与光学法中不同，它只测量血浆凝固过程中磁珠的运动规律，与血浆的浊度无关。在磁珠法中的一对电磁铁安放在测试杯的两端，它们产生恒定的交替磁场使磁珠在测试杯中摆动，在与磁珠摆动的垂直方向安放一对光电接收装置，当磁珠摆幅衰减到50%时确定为凝固终点。

光电探测法中还有一种利用红外光反射监测器监测磁珠运动。

电磁探测法又可称为双磁路磁珠法，其中一对磁路用于吸引磁珠摆动，另一对磁路利用磁珠摆动过程中对磁力线的切割所产生的电信号，对磁珠摆动幅度进行监控，当磁珠摆动幅度衰减到50%确定为凝固终点。

（3）电化学法　血液从非凝固状态转向凝固状态过程中，会引起分子电荷状态和有效电荷移动性的变化，通过监控凝血样本的整个阻抗值变化，可以测量与凝血形成有关的传导率变化。血液采集后通过特定的微流体通道传递至阻抗测量系统，阻抗测量系统中包含凝血反应试剂，血液会与凝血反应试剂相互作用，血液凝固开始是由位于微通道的任何一侧上的两个电极之间的电容或阻抗的变化率来确定的。通过对微流控芯片上的电极进行实时测量，建立凝血过程阻抗值变化与时间的关系曲线，从而计算出凝血时间。

（4）凝固法优缺点　光学法凝血测试的优点在于灵敏度高、仪器结构简单、易于自动化，缺点是样品的光学异常（高脂血症、黄疸、溶血等）、测试杯的光洁度、加样中的气泡等都会成为测量的干扰因素。为了克服样品干扰，不同型号的光学法血凝仪中采取了各种不同的措施。有的采用扣除本底的百分浊度法，这对中、低初始浊度的样品有补偿作用，但不能解决高浊度样品的测试；有的利用一阶微分的峰值作为凝固终点，但微分处理会引起重复性变差。就浊度测量原理而言，散射比浊法更为合理、准确。

双磁路磁珠法的优点是不受特异血浆的干扰，试剂用量少，缺点是磁珠的质量、杯壁的光滑程度等均会对测量结果造成影响。此外，磁珠法测量成本较光学法大，且磁珠法不能开展发色底物和免疫法检测。

由于光学法几乎可涵盖各种检测方法，为了降低仪器制造成本，全自动血凝仪以光学法居多。但也有少数高级全自动血凝仪中凝固法测量采用无样品干扰的双磁路磁珠法，而其他测量采用光学法，并可同时进行检测。

2. 底物显色法　人工合成与天然凝血因子有相似的一段氨基酸排列顺序并含有特定作用位点的肽段，同时将发色物质如对硝基苯胺（PNA）与作用位点氨基酸相连，形成酶的特异性底物。测定时由于凝血因子具有蛋白水解酶的活性，它不仅能作用于天然蛋白质肽链，也能作用于人工合成的肽段底物，从而释放出产色基团，使反应体系发生颜色变化。产生颜色的深浅与凝血因子活性成比例关系，故可进行精确定量。底物显色法以酶学方法为基础，可直接定量，所需样品量小，测定结果准确、重复性好，便于自动化和标准化。凝血仪目前使用发色物质检测的指标大致分为 3 种模式，即对酶、酶原和酶抑制物进行测定。

3. 免疫法　以被检物作为抗原，制备相应的单克隆抗体，利用抗原抗体特异性结合反应对被检物质进行定量。

自动血凝仪多采用免疫比浊法，将被检物与其相对应抗体混合形成复合物，从而产生足够大的沉淀颗粒，通过透射比浊或散射比浊进行测定。此法操作简便，准确性好，便于自动化。

【基本结构】

血凝仪按自动化程度分为半自动血凝仪及全自动血凝仪，前者主要检测一般常规凝血项目，后者则有自动吸样、样品稀释、检测、结果储存、数据传输、结果打印、质量控制等功能，除对凝血、抗凝、纤维蛋白溶解系统功能进行全面的检测，还能对抗凝、溶栓治疗进行实验室监测。

1. 半自动血凝仪　目前市售的半自动血凝仪主要由样品、试剂预温槽、加样器、检测系统（光学、磁场）及微机组成。有的半自动仪器还配备了发色检测通道，使该类仪器同时具备了检测抗凝及纤维蛋白溶解系统活性的功能。针对光学式半自动血凝仪受人为因素影响多、重复性较差等缺陷，仪器中应有自动计时装置，以告知预温时间和最佳试剂添加时间；在测试位添加试剂感应器，后者感应从移液器针头滴下的试剂后自动振动，使反应过程中血浆与试剂得以较好地混合；此外，该类仪器在测试杯顶部安装了移液器导板，在添加试剂时由导板来固定移液器针头，从而保证了每次均可以在固定的最佳角度添加试剂并可以防止气泡产生。这一系列改进，提高了光学式半自动血凝仪检测的准确性。

半自动血凝仪原理较单一，检测速度较慢，检测项目少，仪器配备的软件功能也有限。

2. 全自动血凝仪　该类仪器的基本构成包括：样品传送及处理装置、试剂冷藏位、样品及试剂分配系统、检测系统、电子计算机、输出设备及附件等。

（1）样品传送及处理装置　一般血浆样品由传送装置依次向吸样针位置移动，多数仪器还设置了急诊位置，可以使急诊标本优先。

（2）试剂冷藏位　为避免试剂的变质，仪器往往有试剂冷藏功能，一般同时可以放置几十种试剂进行冷藏。

（3）样品及试剂分配系统　样品臂会自动提起标本盘中的测试杯，将其置于样品预温槽中进行预温。然后试剂臂将试剂注入测试杯中（性能优越的全自动血凝仪为避免凝血酶对其他检测试剂的污染，有独立的凝血酶吸样针），带有旋涡混合器的装置将试剂与样品进行充分混合后将送至测试位，经检测的测试杯被该装置自动丢弃于特设的废物箱中。

（4）检测系统　这是涉及仪器测量原理的关键部分。检测血浆的凝固可以通过凝固反应检测法检测，即当纤维蛋白凝块形成时，检测散射光在660nm处浑浊液吸光度的变化；或通过凝固点检测法检测，即计算达到预先设定好的吸光度值时的凝固时间；而磁珠法则是通过测定在一定磁场强度下小钢珠的摆动幅度变化来测定血浆凝固点。发色底物法及免疫法是检测反应液在405nm、575nm及800nm时的吸光度变化来反映被检测物质的活性。

（5）电子计算机　根据设定的程序计算机指挥血凝仪进行工作并将检测得到的数据进行分析处理，最终得到测试结果。计算机尚可对患者的检验结果进行储存，记忆操作过程中的各种失误，及进行质量有关的工作。

（6）输出设备　通过计算机屏幕或打印机输出测试结果。

（7）附件　主要有系统附件、穿盖系统、条码扫描仪、阳性样品分析扫描仪等。

全自动血凝仪的特点是检测原理较复杂，检测速度快，测定项目多，仪器设计智能化。多数全自动血凝仪可任意选择不同的项目组合进行检测，仪器的数据处理和存储功能也较强。

【主要技术指标】

1. 温度控制

（1）检测部和温育位恒温装置部的反应体系温度控制在37.0℃±1.0℃范围内。

（2）试剂冷却位温度应不高于20℃。

2. 检测项目和报告单位　检测项目至少应该包括血浆凝血酶原时间（PT）、活化部分凝血活酶时间（APTT）、纤维蛋白原（FIB）、凝血酶时间（TT）测定。PT、APTT、TT的报告单位为秒（s），其中PT的测定结果还应报告国际标准化比值（INR）；FIB的报告单位为g/L或mg/dl；凝血因子活性的报告单位为U/L或百分比（%）。

3. 通道差　不同通道测试所得结果极差≤10%。

4. 携带污染率

（1）样品浓度的携带污染率：FIB（g/L）携带污染率应≤10%。

（2）FIB或TT对PT或APTT的携带污染率符合厂家标准水平。

5. 测量精密度　测量精密度应符合下表的要求（附表2-1，附表2-2）。

附表2-1　半自动仪器不同凝血试验测定项目的测量精密度要求

项目名称	CV/%	
	正常样本	异常样本
PT	≤5.0（样本要求：11～14秒）	≤10.0
APTT	≤5.0（样本要求：25～37秒）	≤10.0
FIB	≤10.0（样本要求：2～4g/L）	≤20.0
TT	≤15.0（样本要求：12～16秒）	≤20.0

附表 2 – 2　全自动仪器不同凝血试验测定项目的测量精密度要求

项目名称	CV/%	
	正常样本	异常样本
PT（凝固法）	≤3.0（样本要求：11～14 秒）	≤8.0
APTT（凝固法）	≤4.0（样本要求：25～37 秒）	≤8.0
FIB（凝固法）	≤8.0（样本要求：2～4g/L）	≤15.0
TT（凝固法）	≤10.0（样本要求：12～16 秒）	≤15.0

6. 测量准确度　FIB 的测量的相对偏差不超过 ±10.0%。

7. 线性　测定 FIB 的线性范围必须达到仪器标称的要求，$r \geq 0.980$。FIB 的线性范围内偏差应符合下表的要求（附表 2 – 3）。

附表 2 – 3　FIB 的线性要求

项目名称	线性范围（g/L）	允许偏差范围
FIB	0.7～2.0	绝对偏差不超过 ±0.2g/L
	2.0～5.0	相对偏差不超过 ±10%

8. 连续工作时间　连续工作 8 小时的偏差应符合下表的要求（附表 2 – 4）。

附表 2 – 4　连续工作时间要求

项目名称	允许偏差范围/%
PT/s	相对偏差不超过 ±15%
APTT/s	相对偏差不超过 ±10%
FIB/（g、L）	相对偏差不超过 ±10%
TT/s	相对偏差不超过 ±10%

9. 外观

（1）外观应该清洁、无划痕、无毛刺等缺陷。

（2）面板上图形、符号和文字应该准确、清晰、均匀。

（3）紧固件连接应该牢固可靠，不得有松动现象。

（4）运动部件应该平稳，不应有卡住、突跳和显著空回现象，键组回跳应该灵活。

【注意事项】

（1）仪器设备　仪器状态的好坏，直接影响试验的结果，所以血凝仪要放在避光、透风的室内，并且要保证室内温度控制在 25℃ 左右。开机前要做好准备工作，检查仪器的各个部件，看是否有异常，做好每天的保养和维护。建立仪器校准程序及室内质控程序，确保仪器处于正常的工作状态。

（2）检测试剂　按照仪器的性能选用最佳试剂，如有仪器配套试剂应优先选择，以保证检测结果的溯源性。复溶的试剂，最好是现用现配，否则复溶后放置时间越长，越容易影响结果的准确性，暂时不用的复溶试剂要及时放回冰箱内冷藏。试剂在预温槽内的放置时间应严格按试剂说明书的要求进行限定。

（3）检测方法　实验室需有检测方法的评价准则。同一物质使用不同的检测方法，其结果也往往不同，因此需对不同的检测方法进行验证选取最佳检测方法。有定标血浆的检测项目，须用定标血浆建立标准曲线，在更换试剂批号或种类时均应用定标血浆重新建立标准曲线。实验室需参加室间质评程序，通过室间质评可进一步保证每个检测项目的准确性。

（4）技术　做好分析前质量控制，标本的采集和存储严格按相关要求进行。严格按照操作规程操作，熟练掌握实验原理方法和步骤，做到熟能生巧，精益求精。

【临床意义】

目前的半自动血凝仪以凝固法测定为主，而全自动血凝仪可以进行凝血、抗凝和纤维蛋白溶解系统功能的测定。

1. 凝血系统　可以进行凝血系统的筛选试验：如凝血酶原时间（PT）、活化的部分凝血活酶时间（APTT）、凝血酶时间（TT）、凝血酶-抗凝血酶复合物（TAT）测定；也能进行单个凝血因子含量或活性的测定，如纤维蛋白原（FIB），凝血因子Ⅱ、Ⅴ、Ⅶ、Ⅹ、Ⅷ、Ⅸ、Ⅺ、Ⅻ。

2. 抗凝系统　可进行抗凝血酶Ⅲ（AT-Ⅲ）、蛋白C（PC）、蛋白S（PS）、血栓调节蛋白（TM）、抗活化蛋白C（APCR）、狼疮抗凝物质（LAC）等测定。

3. 纤维蛋白溶解系统　可测定纤溶酶原（PLG）、α_2-纤溶酶抑制剂（α_2-PI）、纤溶酶-α_2-纤溶酶抑制剂复合物（PIC）、纤维蛋白（原）降解产物（FDP）、D-二聚体（D-Dimer）、组织纤溶酶原激活物/纤溶酶原激活物抑制剂-1复合物（tPAI·C）等。

4. 临床用药的检测　当临床应用普通肝素（UFH）、低分子肝素（LMWH）及口服抗凝剂如华法林时，可用血凝仪进行监测以保证用药安全。

随着互联网、大数据及人工智能等新兴科技与医学检验技术的深入融合，全自动血凝检测技术正朝着智能化、自动化、模块化方向发展。凝血样本实时追踪与流程优化管理、样本分析前质量自动核查、检测结果自动审核、智能化检测路径设计及智能数据统计分析等智能化引领是凝血自动化检测的新未来。

附录三　血栓弹力图仪

微课/视频2

【引言】

血液凝固是机体自我修复机制的重要组成部分，它涉及一系列复杂的生物化学反应，旨在防止过度出血并促进伤口愈合。在临床实践中，准确评估个体的凝血状况对于预防血栓形成、控制出血风险、优化手术出血管理以及指导抗凝治疗等方面至关重要。

血栓弹力图仪作为一种评估血液凝固状态的先进工具，为临床医生提供了一个实时、动态的血液凝固分析手段。相较于传统凝血检测方法，血栓弹力图仪能够在全血样本中实时监测血液的凝固过程，提供凝血时间、凝块形成速度、凝块强度和稳定性以及纤溶活性等多维度的信息，提供更为全面和动态的凝血功能评估。

【工作原理】

黏弹性测量技术是血栓弹力图仪的核心。当血液样本受到剪切力时，未凝固的血液表现出较低的黏弹性，在凝血启动阶段，血液的黏弹性逐渐增加；随着血小板聚集和纤维蛋白形成，血液的黏弹性进一步增强。通过精确测量血液样本在不同时间点的黏弹性变化，能够获取关于凝血过程的详细信息。

血栓弹力图仪的工作原理基于模拟体内血液流动条件，将血液样本被置于一个恒温的测试杯中，杯内的血液受到一个可旋转的针（或探针）的作用。随着凝血进程，凝块逐渐形成并增强，对旋转杯的阻力也随着增大，这种物理变化被传感器捕捉并转化为电信号，最终由计算机软件分析并生成直观的图形结果，包括 R 时间、K 时间、Angle 值、MA 值等关键参数。

基于该原理设计的血栓弹力图仪主要有两种类型：传统血栓弹力图仪（TEG）和旋转式血栓弹力图仪（ROTEM）。

1. 传统血栓弹力图仪（TEG）的原理 传统血栓弹力图仪（TEG）的工作原理基于血液样本在旋转的测试杯中形成凝块时产生的黏弹性变化。当血液样本被放置在血栓弹力图仪中时，一个小型的金属探针被浸入样本中。随着血液凝固过程的进行，探针会感受到由于凝块形成而产生的阻力。这些阻力变化被转换成电信号，然后通过计算机分析来绘制出凝血动力学图，即血栓弹力图。

2. 旋转式血栓弹力图仪（ROTEM）的原理 旋转式血栓弹力图仪（ROTEM）是一种改良版的血栓弹力图仪，它的工作原理与传统血栓弹力图仪（TEG）类似，但使用的是一个旋转的探针 – 转轴系统，而不是传统的探针系统。在旋转式血栓弹力图仪（ROTEM）中，血液样本被放置在一个测试杯中，杯内有一个探针 – 转轴装置。随着血液凝固的进行，探针 – 转轴装置的旋转受到凝块的阻碍，这种阻力通过传感器转换成电信号，并由计算机分析生成血栓弹力图。

3. 两者的共同点 传统血栓弹力图仪（TEG）还是旋转式血栓弹力图仪（ROTEM），它们都通过测量血液样本在凝固过程中的黏弹性变化来评估凝血功能。这些变化反映了凝血因子的激活、纤维蛋白的形成、血小板的聚集以及纤维蛋白的溶解等过程。通过分析血栓弹力图上的参数，如反应时间（R 值）、凝血时间（K 值）、α 角、最大振幅（MA 值）和凝血综合指数（CI 值），可以获得关于凝血启动速度、凝血强度、血小板功能和纤维蛋白溶解状态的信息。

4. 两者的差异 尽管传统传统血栓弹力图仪（TEG）和旋转式血栓弹力图仪（ROTEM）的基本原理相似，但它们在设计和操作上存在一些差异。例如，旋转式血栓弹力图仪（ROTEM）通常被认为更容易操作，且对样本的体积要求较小，这使得它在紧急情况和资源有限的环境中更加实用。

总的来说，无论是传统血栓弹力图仪（TEG）还是旋转式血栓弹力图仪（ROTEM），它们都是评估血液凝固状态的有效工具，能够为临床医生提供宝贵的凝血功能信息，帮助指导治疗决策。随着技术的不断进步和临床需求的增加，传统血栓弹力图仪（TEG）和旋转式血栓弹力图仪（ROTEM）在未来的医疗实践中将继续发挥重要作用。

【基本结构】

血栓弹力图仪按自动化程度分为半自动血栓弹力图仪及全自动血栓弹力图仪。

半自动血栓弹力图仪是指那些在操作过程中需要一定程度的人工干预的血栓弹力图仪，主要用于检测一般常规的凝血项目。

1. 半自动血栓弹力图仪的结构组成 半自动血栓弹力图仪通常由以下几个主要部分构成。

（1）检测系统 这是仪器测量原理的关键部分，该系统包括以下几个模块。

旋转或驱动模块：提供机械或电磁驱动，使测试杯产生特定的运动。

数据采集模块：用于精确感知血液样本在凝固过程中的物理特性变化，并将这些变化转化为数据电信号。

（2）计算机控制系统 根据设定的程序计算机控制仪器的运行，并将检测得到的数据进行分析处理，最终得到测试结果。也用于存储测试数据，用户可通过操作菜单和选项设置测试参数和查看结果。也可通过网络传输至其他医疗信息系统。

（3）打印输出设备 包括显示屏和打印机，用于显示和打印测试结果。

2. 半自动血栓弹力图仪的优缺点

（1）优点

1）成本效益　相比全自动设备，半自动血栓弹力图仪的购置成本和维护费用较低，适合预算有限的医疗机构。

2）灵活性　操作过程中的人工介入为特殊样本处理提供了更大的灵活性，如根据具体情况调整样本处理步骤。

3）易维护　结构相对简单，维修和保养成本较低。

（2）缺点

1）操作繁琐　相较于全自动仪器，需要操作人员更多的手动干预，如手动加样、手动启动检测等，增加了操作的复杂性和出错的可能性。

2）效率较低　由于部分操作依赖人工，检测速度相对较慢，无法满足大量样本快速检测的需求。

3）人为误差　更多的人工操作环节容易受到操作人员技术水平和操作习惯的影响，导致检测结果的一致性和准确性可能受到一定程度的影响。

在临床实验室、小型医疗机构或研究机构中半自动血栓弹力图仪具有一定的应用价值，尤其是在预算和人力资源有限的情况下，半自动血栓弹力图仪可能是一个经济实惠的选择。

3. 全自动血栓弹力图仪的结构组成　全自动血栓弹力图仪的基本构成包括：样品传送及处理系统、试剂冷藏系统、样品及试剂加样系统、检测系统、计算机控制系统、输出设备、数据存储和传输系统、质量控制系统、用户界面、清洗系统及附件等。

（1）样品传送及处理系统　用于对全血样品的预处理操作，一般由传送装置依次移动到条码扫描位进行自动条码扫描；移动到样本混匀位，进行自动样本混匀操作；移动到吸样位，自动完成吸样操作；多数仪器还设置了急诊位，可以使急诊标本优先处理。部分仪器还设置了预温位，可以进行样品预温处理。

（2）试剂冷藏位　用于存储和冷藏试剂，保持其稳定性和活性。

（3）样品及试剂分配系统　试剂臂将试剂注入处于测试位的测试杯中，然后样品臂将处于测试位的样品加入到测试杯，并确保样品与试剂充分混合。

（4）测试杯选杯及传送系统　传动臂将测试杯从选杯位传送至测试位，然后将经过检测的测试杯传送至特设的废物箱中。

（5）检测系统　这是仪器测量原理的关键部分，包括光学传感器或机械传感器。用于测量血液样本在凝固过程中的黏弹性变化。

（6）计算机控制系统　根据设定的程序计算机控制仪器的运行，并将检测得到的数据进行分析处理，最终得到测试结果。也用于存储测试数据，用户可通过操作菜单和选项设置测试参数和查看结果。也可通过网络传输至其他医疗信息系统。

（7）打印输出设备　包括显示屏和打印机，用于显示和打印测试结果。

（8）清洗系统　自动清洗加样针、试剂针，减少交叉污染的风险。

4. 全自动血栓弹力图仪的优缺点

（1）优点

1）高自动化程度　从加样到结果输出的全过程自动化，减少人为干预。

2）快速测试　自动化流程加快了测试速度，适合紧急情况下的快速诊断。

3）准确性和重复性　减少了人为误差，提高了测试结果的准确性和重复性。

4）数据管理　自动存储和传输数据，便于记录、分析和远程访问。

5）用户友好　直观的用户界面简化了操作流程，便于用户学习和使用。

6）适用于高容量环境　适合大型医院或实验室，能够处理大量的测试需求。

（2）缺点

1）成本较高　购置成本和维护费用相对较高，对小型实验室或预算有限的医疗机构可能构成负担。

2）维护要求　需要定期的维护和校准，以保持设备的最佳性能。

3）技术要求高　对操作人员的技术知识和故障排除能力有一定要求。

4）体积较大　占用较多的实验室空间。

全自动血栓弹力图仪以其高自动化程度、快速准确的测试结果和强大的数据处理能力，在医学诊断中发挥着重要作用。尽管它们在成本和技术复杂性方面存在一些挑战，但对于需要快速、准确凝血状态评估的大型医疗机构来说，这些设备提供了极大的便利和价值。随着医疗技术的进步，全自动血栓弹力图仪将继续发展，以满足日益增长的医疗需求。

【主要技术指标】

1. 温度控制

（1）温育、测试部分温度控制在 37.0℃ ±0.5℃ 范围内。

（2）试剂冷却位温度控制在不超过 16℃（全自动血栓弹力图仪）。

2. 检测项目和报告单位　仪器的检测项目和报告单位至少应包括以下内容（附表 3-1）。

附表 3-1　检测项目和报告单位

检测项目	报告单位
R	min
K	min
Angle	°
MA	mm

3. 通道差　仪器的不同通道测试所得结果极差 ≤10%。

4. 测量重复性　测量重复性应符合下表的要求（附表 3-2）。

附表 3-2　测量重复性

项目名称	CV/%	
	正常样本	异常样本
R（min）	≤6.0	≤6.0
K（min）	≤5.0	≤5.0
Angle（°）	≤3.0	≤3.0
MA（mm）	≤3.0	≤4.0

5. 测量准确度　要求 MA 的测量均值与标示值的偏差不超过 ±10.0%。

6. 连续工作时间　连续工作 8h 的偏差应符合下表的要求（附表 3-3）。

附表 3-3　连续工作时间要求

项目名称	允许偏差范围/%
R（min）	相对偏差不超过 ±10
K（min）	相对偏差不超过 ±10

续表

项目名称	允许偏差范围/%
Angle（°）	相对偏差不超过 ±10
MA（mm）	相对偏差不超过 ±10

7. 外观

（1）外观应该清洁、无划痕、无毛刺等缺陷。

（2）面板上图形、符号和文字应该准确、清晰、均匀。

（3）紧固件连接应该牢固可靠，不得有松动现象。

（4）仪器的运动部件应平稳，不应有卡住、突跳和显著空回现象。

【注意事项】

1. 样本质量 使用新鲜的、未凝固的血液样本进行测试，避免使用含有明显血凝块的样本。样本应在采集后尽快进行测试，以防止凝血因子的自然衰减和血小板活性的降低。

2. 样本处理 按照血栓弹力图仪的指导正确处理样本，包括适当的抗凝剂使用、样本混合和储存条件。不正确的样本处理可能导致错误的测试结果。

3. 仪器校准 定期对血栓弹力图仪进行校准，以确保设备的准确性和一致性。遵循制造商的建议进行日常维护和校准检查。

4. 操作培训 操作血栓弹力图仪之前，确保操作人员接受了充分的培训，熟悉设备的操作流程、故障排除和紧急情况处理。

5. 遵守操作规程 严格按照血栓弹力图仪的操作手册进行操作，包括样本装载、测试设置、运行程序和结果解读。

6. 环境条件 保持血栓弹力图仪所在环境的适宜温度和湿度，避免极端温度或湿度的影响。

7. 试剂和耗材 使用与血栓弹力图仪兼容的试剂和耗材，并确保它们在有效期内。过期或不兼容的试剂可能影响测试结果。

8. 质量控制 进行定期的质量控制测试，以监控血栓弹力图仪系统的性能。使用标准物质或质控品进行测试，并与参考值进行比较。

9. 数据记录和分析 准确记录测试参数和结果，使用适当的软件进行数据分析，确保结果的可追溯性和可解释性。

10. 安全措施 在操作 TEG 时，遵循生物安全规定，正确处理血液样本和废弃物，以防止交叉污染和职业暴露。

11. 紧急情况处理 准备应对可能出现的紧急情况，如样本泄漏、设备故障或电气问题，确保有应急预案和适当的个人防护装备。

通过遵循这些注意事项，可以最大限度地减少操作错误，确保血栓弹力图仪测试的准确性和可靠性，从而为临床提供有价值的信息。

【临床意义】

血栓弹力图仪在临床上具有重要意义，主要体现在以下几个方面。

1. 全面评估凝血功能 能够同时检测凝血因子、血小板功能、纤维蛋白原以及纤溶系统的状态，提供了比传统凝血检测更全面的凝血信息。

2. 指导临床输血　帮助医生准确判断患者的凝血异常类型，从而针对性地选择输注的血液成分，如血小板、新鲜冰冻血浆等，避免不必要的输血和血制品浪费。

3. 手术中的出血风险管理　对于外科手术，特别是心血管手术、颅脑手术等高出血风险的手术，术前进行血栓弹力图检测可以预测术中出血风险，提前做好准备；术中实时监测可以指导止血药物的使用和输血时机。

4. 监测抗凝和抗血小板治疗效果　对于使用抗凝药物（如肝素、华法林）或抗血小板药物（如阿司匹林、氯吡格雷）的患者，血栓弹力图可以帮助医生评估患者对这些药物的反应，从而调整药物剂量，防止剂量不足导致治疗效果不佳，或剂量过高导致出血风险增加。

5. 诊断凝血功能障碍　有助于诊断不明原因的出血或血栓形成，区分是凝血因子缺乏、血小板功能异常还是纤溶亢进等原因导致的凝血功能障碍。

6. 产科中的应用　在产妇分娩前后，尤其是产后出血的情况下，能够快速评估产妇的凝血状态，指导治疗，保障产妇的生命安全。

7. 重症患者的监测　对于重症监护病房中的患者，如脓毒症、多发创伤等，能够及时发现凝血功能的变化，预防弥散性血管内凝血等并发症的发生。

【总结】

随着互联网、大数据、人工智能等尖端技术的融合渗透，血栓弹力图仪作为关键设备，正朝着智能化、自动化和模块化的方向快速发展。随着智能功能的不断完善，血栓弹力图仪不仅显著提升了检测的精准度，还极大地提高了工作效率，有效降低了医疗成本，为临床诊断提供了更为坚实的支撑。它已成为凝血功能自动检测领域的创新典范，预示着一个全新的医疗检测时代的到来。展望未来，血栓弹力图仪将不再局限于传统的检测角色，而是成为智慧医疗体系中不可或缺的一部分，与整个医疗健康生态系统协同进化，共同推动医疗事业的持续进步。

（谢永华　王　政）

参考文献

［1］王霄霞，夏薇，龚道元．临床骨髓细胞检验形态学［M］．北京：人民卫生出版社，2019．

［2］彭明婷．临床血液与体液检验［M］．北京：人民卫生出版社，2017．

［3］尚红，王毓三，申子瑜．全国临床检验操作规程［M］．4版．北京：人民卫生出版社，2014．

［4］夏薇，陈婷梅．临床血液学检验技术［M］．北京：人民卫生出版社，2015．

［5］中国研究型医院学会血栓与止血专委会．活化部分凝血活酶时间延长混合血浆纠正试验操作流程及结果解读中国专家共识［J］．中华检验医学杂志，2021，44（8）：690－697．

［6］中国研究型医院学会血栓与止血专委会．狼疮抗凝物检测与报告规范化共识［J］．中华检验医学杂志，2024，47（2）：129－135．